控糖降压减脂食谱

左小霞　方跃伟　主编

U0260522

江苏凤凰科学技术出版社·南京

主编

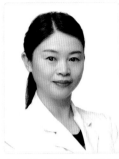

左小霞

中国人民解放军总医院（原中国人民解放军第301医院）第八医学中心（原中国人民解放军第309医院）营养科主任

全国妇联健康工程教育特聘专家

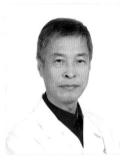

方跃伟

"平衡膳食食物交换份的快速估算与手测量"发明者

浙江省舟山市疾病预防控制中心主任医师

编委

王晶

中国人民解放军总医院第八医学中心营养科主治医师

栗竞

中国人民解放军总医院京西医疗区西山门诊部副主任医师

马旭阳

河北易县疾病预防控制中心人事科副科长

闫旭

中国人民解放军总医院第八医学中心营养科技师

史文丽

中国康复研究中心北京博爱医院临床营养科副主任营养师

这是一本专为"三高"患者打造的健康食谱参考用书，教读者快速掌握减少调味品使用的技巧、正确的就餐顺序、"三高"并发症的饮食要点等知识，为健康筑起防护墙。

营养专家精心设计降"三高"一周带量食谱，早餐、午餐、晚餐和加餐，标明每餐热量，便于"三高"患者按需搭配一天三顿饭，既吃得健康，又吃得饱。

科学膳食，吃对家常菜，"三高"不"跳高"。书中列举70多种常见食材和200多道好吃易做的食谱，逐一解析热量、升糖指数、对"三高"患者的益处等。书中所教的烹饪小窍门，让减盐、控糖、少油、减脂随手就能做到。

会做还要巧吃，"三高"患者可通过膳食手量法直接换算宜吃量。每道菜对应的总热量及宜吃的手测量体积、食物交换份，总有一种看得懂。不需要称，双手一量就知道吃多少。

这本书是健康路上的良师益友，指导"三高"患者科学地吃好每一餐，在保证营养的同时，生活有滋有味。

目录

第一章

降"三高"饮食课堂

第二章

一周降"三高"带量食谱推荐

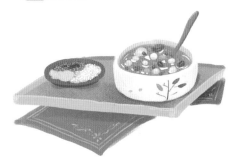

适量吃杂粮，补充营养素的同时也能
控制血糖快速上升。

早餐 小米西葫芦粥　白面馒头　什锦鹌鹑蛋

加餐 苹果　酱牛肉

午餐 白菜猪肉饺子　小米粥　蔬菜沙拉
　　　红烧鸡翅

加餐 橙子

晚餐 芹菜虾皮薏米粥　玉米面馒头　蒜蓉西蓝花
　　　香菇鸡片

加餐 栗子

周四带量食谱推荐　26

早餐 芹菜汁　燕麦牛奶馒头　清炒虾仁丝瓜

加餐 雪梨　五香翅根

午餐 粗粮饭　凉拌黄豆芽　酱牛肉

加餐 橘子

晚餐 芹菜猪肉饺子　青菜豆腐汤

加餐 无糖酸奶

早餐 青菜汤面　清炒芦笋　茶叶蛋

加餐 橙子

午餐 白米饭　坚果炒鸡丁　清炒白菜

加餐 桃子

晚餐 玉米面发糕　肉片炒蘑菇　丝瓜豆腐汤

加餐 纯牛奶

周五带量食谱推荐　28

早餐 鸡蛋饼　薏米燕麦红豆粥　凉拌莴笋

加餐 西瓜子　五香翅根

午餐 二米饭　鸽肉木耳汤　肉丝炒茭白

加餐 猕猴桃

晚餐 煮玉米　白米饭　虾仁炒秋葵

加餐 无糖酸奶

早餐 樱桃西米露　杂粮馒头　凉拌马齿苋
　　　水煮鸡蛋

加餐 草莓　豆腐干

午餐 豆腐馅饼　煮玉米　黄芪乌鸡汤　素烧茄子

加餐 南瓜子　烤鱼

晚餐 红豆饭　萝卜烧牛肉　牡蛎油菜

加餐 苹果

周六带量食谱推荐　30

早餐 纯牛奶　全麦面包　凉拌黄豆芽

加餐 橙子

午餐 玉米面馒头　鲫鱼萝卜汤　素烧茄子

加餐 松子仁

晚餐 白米饭　蒜薹炒肉丝　紫菜蛋花汤

加餐 咸味饼

早餐 玉米面发糕　玫瑰薏米黄豆浆　凉拌苋菜
　　　水煮鸡蛋

加餐 西芹苹果汁　炒花生仁

午餐 白米饭　莴笋炒山药　黑椒芦笋牛肉粒

加餐 番石榴

晚餐 二米饭　虾仁豆腐羹　韭菜绿豆芽

加餐 无糖酸奶

周日带量食谱推荐　32

早餐 杂粮馒头　豆浆　凉拌黄瓜　酱牛肉

加餐 梨

午餐 二米饭　清蒸鲈鱼　番茄炒西葫芦
　　　紫菜蛋花汤

加餐 金橘柠檬汁　山核桃

晚餐 炒莜面鱼儿　冬瓜虾球

加餐 无糖酸奶

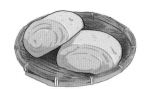

玉米面馒头中的膳食纤维可以促进
肠胃蠕动，帮助消化。

第三章
谷薯豆类，拉开热量等级的关键

第四章

蔬菜类，低碳水化合物的放心多吃

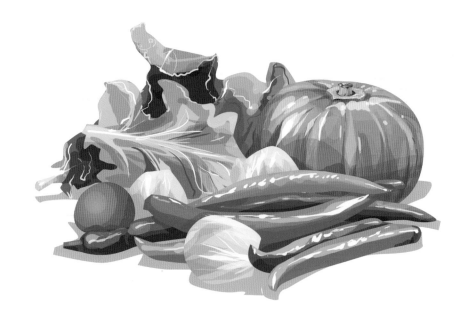

第五章

肉蛋奶类，吃对了解馋降"三高"

第六章

水产类，补充优质蛋白的首选

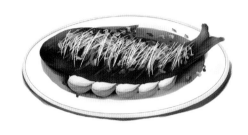

第七章

水果类，身体允许适当吃

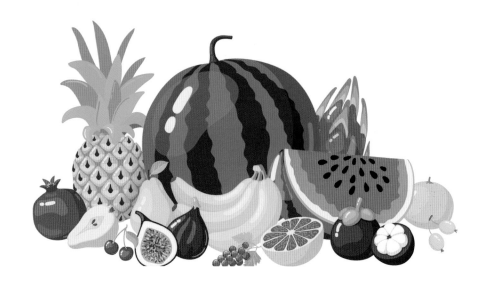

附录

第一章

降"三高"饮食课堂

很多疾病是由人们不科学的饮食引起的,比较典型的就是"三高"。但人食五谷杂粮,岂能无病?俗话说:"管住你的嘴,活动你的腿,健康不后悔。"因此,"三高"患者一定要把好"入口"关,少吃高热量、高脂肪、高盐、高糖的食物,做到"粗细搭配,不甜不咸,三四五顿,七八分饱"。本章的营养专家降"三高"饮食课堂,教你科学烹饪、健康吃饭。

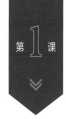

每天要吃一道"彩虹"

食物颜色各异,含有不同的营养素,给身体带来不同的好处。那一天应该吃几种颜色食物呢?

"彩虹"饮食的秘密

"彩虹原则"是美国癌症协会推荐的饮食方法,它把蔬果按颜色分成5个种类,即红色、橙黄色、绿色、紫黑色和白色,强调在进食足量蔬果的同时,还需尽量搭配5种颜色,确保一日当中每一种颜色都能食用到。这个原则在预防慢性病、减少肿瘤风险等方面有不错的效果。

"彩虹原则"好听的名称下有着简单的饮食核心——饮食多样化、营养均衡。因此,"三高"患者不妨试试每天吃一道"彩虹"。

吃一道"彩虹"

一种颜色的食物无法提供所有的营养物质。简单地说,就是只要饮食中食物凑够了5种颜色,营养也就基本趋于均衡。而且五彩的食物对感官也有很好的刺激,能让吃的过程充满更多快乐和满足感。

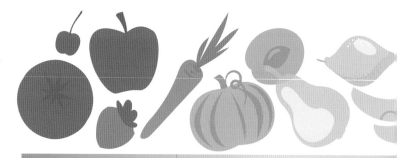

红色食物	橙黄色食物
帮助造血、促进食欲: 富含番茄红素、胡萝卜素、铁等。一般包含偏红色、橙红色的蔬果,如番茄、紫苋菜、苹果、草莓、樱桃、红心火龙果等。	**抗氧化:** 富含 B 族维生素、胡萝卜素、叶黄素等。多为橙黄色蔬果,如胡萝卜、南瓜、柠檬、菠萝、香蕉、橙子、芒果、橘子、枇杷、杏等。

25

建议每周摄入25种以上食材

食物多样性是平衡膳食的基础。只有丰富食物种类，提高食物多样性，才能达到营养均衡，满足人体各种营养需求。

每天、每周吃够多少种食物

谷类是每日饮食的基础，提倡食用部分粗粮；每日进食40~75克畜禽肉；每周进食2~3次海鱼；每日进食300~500克蔬菜和200~350克水果，多选用红色、橙黄色、紫黑色和深绿色的蔬菜、水果；每日进食25~35克豆类及坚果类；每日饮用300毫升牛奶或酸奶。

建议每天摄入12种左右食材，每周达到25种左右，烹调油和调味品不计算在内。按照一日三餐食物品种数搭配：早餐至少吃2种或3种食物，午餐吃4种或5种，晚餐4种或5种，加上零食1种或2种。

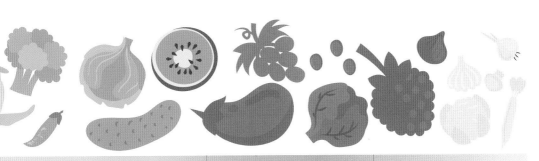

绿色食物	紫黑色食物	白色食物
助消化、防便秘、提高抗病能力：富含膳食纤维、叶酸、矿物质等。多为各种绿色的新鲜蔬果，如菠菜、生菜、空心菜、卷心菜、西蓝花、青椒、丝瓜、黄瓜、苦瓜、芦笋、猕猴桃等，其中以深绿色的叶菜最具代表性。	**平衡电解质、调节免疫功能**：富含花青素、维生素、白藜芦醇等。以紫色蔬果，紫黑色菌藻类、种子类为主，如紫洋葱、紫茄子、紫薯、海带、紫菜、香菇、紫甘蓝、黑木耳、乌梅、桑葚、葡萄、西梅、李子等。	**补充水分、修复组织细胞**：富含黄酮类化合物、优质蛋白、钙等。多为蔬果中的瓜类、笋类。如冬瓜、白萝卜、竹笋、茭白、莲藕、菜花、山药、银耳等。

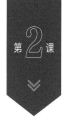

"三高"患者必需的营养素

第2课

引发"三高"的一个原因是膳食搭配不均。吃对食物,吃够能量和营养素,不仅可以预防"三高",还能减少血糖、血压、血脂波动。

每日推荐量

50%~65%

(占总能量的百分比)

碳水化合物
能量的重要来源

控糖。碳水化合物是能量的重要来源,也是生命细胞结构的主要成分和供能物质,直接影响血糖水平。摄入碳水化合物要适量,要控制其占总能量的比例。

降压。碳水化合物能提供部分膳食纤维,膳食纤维有吸附钠的作用,还能润肠通便,促进钠从体内排出,有助于降血压。

减脂。碳水化合物亦称"糖类",有调节脂肪代谢、提供膳食纤维的重要功能。

"三高"患者每天宜保证吃250~400克主食,尽量通过少食多餐的方式来摄入。糖尿病患者宜用杂豆、全谷物或薯类替代100~200克精细粮。

每日推荐量

1.0~1.2

(克/千克标准体重*)

蛋白质
优质蛋白降低
"三高"发病率

控糖。糖尿病患者应根据自身的营养状况来决定蛋白质的摄入量,并尽量选择含优质蛋白的食物。

降压。摄入优质蛋白可促进体内钠的排出,保护血管壁,降低高血压的发病率。但蛋白质摄入过多,会增加肾脏负担,因此要适量。

减脂。优质植物蛋白可降低血清胆固醇含量,用大豆蛋白替代部分动物蛋白,可使血清胆固醇含量显著降低。

"三高"患者应尽量多选用高蛋白、低脂肪食物,如鱼、虾、鸡肉、瘦牛肉、牛奶等。

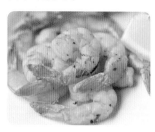

*标准体重(千克)=身高(厘米)-105

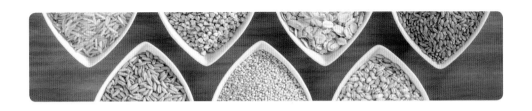

每日推荐量

25~35

（克）

膳食纤维
吸油减脂，控制血糖

控糖。膳食纤维中的果胶可延长食物在肠内的停留时间，降低葡萄糖的吸收速度，防止餐后血糖快速升高。

降压。膳食纤维能够有效减少人体对脂肪的吸收，并能促进胆酸随粪便排出，减少胆固醇在体内的堆积，可以辅助降压，对心脑血管有好处。

减脂。膳食纤维可促进体内血脂和脂蛋白的代谢，降低脂类的吸收水平，从而降低血脂浓度和血液黏稠度，保持血管通畅。

"三高"患者要每天坚持吃点粗粮和新鲜蔬果，多摄入膳食纤维。

每日推荐量

1500~1700

（毫升）

水
喝新鲜白开水

控糖。水可以稀释血糖和降低血液黏稠度，将血液中过多的钠和糖分排出体外，预防糖尿病。

降压。水既是体温的调节剂，也是体内的润滑剂。它不但含有矿物质，还可溶解多种营养物质，将身体中的钠排出体外，从而辅助降压。

减脂。多喝水可以减轻饥饿感，降低食欲，从而抑制脂肪和胆固醇的摄入。

喝水宜采取少量多次的方法，每次喝200毫升左右的温开水。清晨起床后最好喝一些温开水，可以辅助降低血液黏稠度。

每日推荐量

50~70

（微克）

降低血液黏稠度

控糖。硒是构成谷胱甘肽过氧化物酶的活性成分，它能预防胰岛细胞被氧化破坏，可间接保证胰岛素的正常分泌。

降压。硒是维持心脏正常功能的重要元素，对预防心脑血管疾病、高血压、动脉粥样硬化等都有较好的作用。

减脂。硒可与维生素E协同作用，有效抑制过氧化脂质产生，有清除胆固醇、减缓血凝速度、改善血脂异常的作用。

若想保证硒的摄入量，"三高"患者可适当多吃一些谷类、水产类，如海鱼、海虾等，但水产类不宜长期频繁吃，一周吃1次或2次就可以。

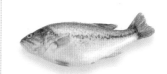

小半条鲈鱼（约200克）的含硒量约为70微克，能满足"三高"患者一日所需。

每日推荐量

800

（毫克）

钙

降血压，防血栓

控糖。糖尿病患者多尿会导致钙大量流失，易出现钙缺乏症状，从而加重"三高"症状。因此，糖尿病患者一定要注意补钙。

降压。人体钙量充足时，可以促进尿钠排泄，减少钠对血压的不利影响，有利于控制血压。

减脂。体内的钙充足，在胃肠道中能与食物中的脂肪酸、胆固醇结合，阻断肠道对脂肪的吸收，让脂肪随粪便排出体外。

每天喝500毫升牛奶，再适当吃一些豆腐、虾皮、深绿色蔬菜或坚果即可满足一日所需。

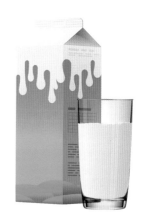

每天喝500毫升牛奶可满足人体一日对钙70%的需求量。

每日推荐量

300~500

（毫克）

镁

提高胰岛素活性

控糖。糖尿病患者多饮多尿，容易导致体内镁元素缺乏，而镁元素缺乏又会抑制胰岛素分泌，导致血糖控制不佳。

降压。镁是人体必需的矿物质。镁参与体内一系列新陈代谢的过程，帮助人体调节心脏活动，辅助降低血压。

减脂。镁对胃肠道的节律起调节作用，可帮助体内脂肪代谢，从而减少人体对脂肪的吸收，起到减脂作用。

大部分蔬菜、坚果富含镁，每天吃一小把坚果，比如山核桃仁、杏仁、葵花子仁，加300~500克蔬菜，再加正常饮食中的其他食物，就可以满足一日所需。

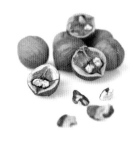

每日推荐量

30

（微克）

铬

血糖调节剂

控糖。铬是体内葡萄糖耐量因子的重要组成成分，能帮助胰岛素提高葡萄糖进入细胞内的效率，是重要的血糖调节剂。

降压。铬是人体必需的微量元素之一。铬在降低胆固醇水平方面发挥着积极的作用，有助于预防及改善动脉粥样硬化、高血压等心血管疾病。

减脂。铬能抑制胆固醇的合成，有降低血清总胆固醇和甘油三酯含量、提高高密度脂蛋白含量的作用，对血管的内环境稳定非常有益。

日常食用的小麦、花生、蘑菇以及动物肝脏、牛肉、鸡蛋、乳制品中都含有一定量的铬。粗粮中铬含量较高，要注意主食粗细搭配，不要食用过多的精细米面。

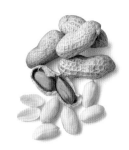

这样的烹饪方法更健康

小龙虾、酸菜鱼、火锅……美食当前，其实大部分食材都是好食材，而能让健康、美味两不误的，主要还是正确的烹饪方式。

烹调多用蒸、煮、凉拌、涮、汆等

减少使用传统的爆炒、红烧等烹饪方法，而以蒸、煮、凉拌、涮、汆等方法为主，就可以减少用油，做出来的菜还能保留食材的原汁原味，好吃又健康。

做混合主食，养胃还控糖

"三高"患者要想控制吃完主食后血糖快速升高，建议用多种食材制作混合主食。例如，可将精白米面、米粉等升糖指数高的食材与燕麦、薏米、黑米等升糖指数低的食材搭配，这样不仅能控糖、减脂，还能增加膳食纤维的摄入，让胃肠道更舒服。

食材别煮得太烂

将白米熬成烂粥，粥中大部分淀粉更易被人体消化吸收，使血糖迅速升高，而且米煮得越软烂，血糖升高的速度越快。其他食材也大都是这样。因此，"三高"患者，尤其是糖尿病患者最好"吃硬不吃软"，食材别煮得太烂。

用植物油，健康又美味

烹调用油以富含不饱和脂肪酸的植物油为主，如橄榄油、玉米油、花生油、豆油等，热量和胆固醇含量相比动物油要低。

用不粘锅，少油也能炒菜

铁锅需要靠大量油脂和较高的锅温来避免食物粘锅。而不粘锅有赖于表面的不粘涂层，具有烹饪时省油、少烟的特点。因此，用不粘锅炒菜，更符合"三高"患者少油、低脂的饮食要求。

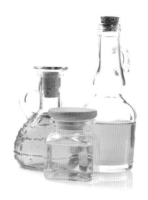

三口之家，每天做3顿饭，3个多月用完一桶5升的油，这样的用油量是比较合适的。

减少使用调味品的技巧

做菜时使用调味品能增进食欲，却容易导致油脂、糖、盐摄入过多。因此，掌握放调味品的技巧很重要。

警惕食物中的隐形盐

做菜时放的盐仅仅是能看到的、可控的一小部分盐，生活中还要警惕"隐形盐"。酱油、蚝油、豆瓣酱、鸡精等调味品，薯片、肉脯、话梅等零食中也有很多盐。所以"三高"患者平时做菜应少放含盐调味品，或者吃了少量高盐零食后就在做菜时少放盐。

用天然香料提升口味

口味比较重的"三高"患者可以选择番茄、洋葱、香菇、香菜、紫苏等有独特风味的食材进行烹调，这些食材和清淡食材放在一起烹调，可以强化、提升菜的口味。另外，还可以用葱、姜、蒜以及少量五香粉、香叶、香茅等香料增加香味。

醋和天然酸味使味道更丰富

醋不仅能促进消化、提高食欲、减少食材中维生素的损失，还能增加食物的咸味，这样即使食材口味清淡，也不会让"三高"患者觉得菜肴寡淡无味。醋、油醋汁、柠檬汁、柚子酱油等酸味调味品可以很好地提升菜肴的口味，同时能控制盐的摄入量。

菜肴出锅前再放盐

在烹饪时，尽量不要先放盐，这样会让食材快速脱水，降低菜的新鲜度，也会让营养流失。而在出锅前加盐调味，盐撒在食物上，附着在食物表面，既能使人们迅速尝到明显的咸味，又能避免菜肴口味过重。

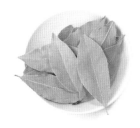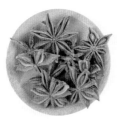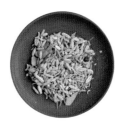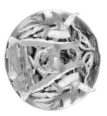

虽然调味品能让食物更美味，但"三高"患者要尽量少吃，可以用天然香料等提味。

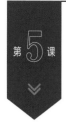

进餐顺序有讲究

"三高"患者非常在意一日三餐的质和量,却往往忽视进餐顺序。现实中,先吃饭菜再喝汤等不良饮食习惯正在悄悄地影响着人们的健康,很容易造成食物摄入过多,影响营养吸收,还会导致餐后血糖迅速升高。

正确的进餐顺序

汤 → 清淡蔬菜 → 肉类 → 主食

饭前一碗汤,胜过良药方

多数人习惯饭后喝汤,"三高"患者不妨饭前先喝一小碗油少、热量低的开胃汤,这样可以稍微饱腹,减少正餐摄入。

先吃清淡蔬菜,饱腹热量低

喝汤后先吃清淡的蔬菜,如叶菜、瓜类等。蔬菜的制作方法推荐凉拌或水煮,这样可以减少用油量,降"三高"效果更好。

后吃肉类与主食,吃得少也能饱

吃完蔬菜后再吃肉类与主食,要小口慢慢吃,这时你会发现即便比往常吃得少,也已经差不多吃饱了,不知不觉减少了热量摄入。

两餐之间吃水果

水果的主要成分是果糖和葡萄糖,进入小肠后会被快速吸收。餐前进食水果,会降低食欲,影响正餐中蛋白质、碳水化合物、脂肪等的摄入;餐后进食水果,会导致血糖迅速升高,增加胰腺负担。糖尿病患者尤其不能餐后立即吃水果。

水果的推荐进食时间
两餐之间
每天上午 9~10 点
下午 3~4 点

过节、在饭店照样安心吃

外出就餐不像平常在家吃一样自由，但也不是什么都不能吃。"三高"患者掌握以下几个简单的饮食原则，就可以吃得放心。

什么肉都有，最好选择鱼虾

同样是肉类，25克肥牛肉、肥羊肉的热量和50克鸡胸肉或瘦牛肉、80克鱼虾可食用部分的热量差不多。因此，食量较大、喜欢吃肉的"三高"患者，在饭店吃饭时可以选择热量较低的鱼虾、鸡胸肉等作为主要荤菜。

吃了杂豆和薯类，少吃主食

谷薯类食物中，50克熟米饭的热量和75克土豆、60克红薯、15克粉丝的热量相当；蔬菜中，500克卷心菜、白菜、空心菜的热量和50克蚕豆、40克豌豆和50克豇豆的热量相当。因此，"三高"患者在饭店吃了杂豆和薯类，就不要再吃米饭、面条、包子等主食了，否则热量摄入会超标。

重口味、重油的菜用水涮着吃

饭店里的菜肴看起来色香味俱全，但其实隐藏了很多"健康炸弹"。为了提升食物的口感，厨师会在菜肴里添加很多调味品，油也放得不少。这样的菜肴健康人群尚且不能多食，更何况"三高"患者。因此，在饭店吃饭时，"三高"患者一定要有足够的自控力，少吃或不吃重口味、重油的菜，或者用白开水涮着吃。

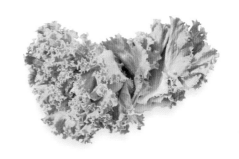

想吃小龙虾怎么办？

小龙虾本身热量不高，但如果做成油焖、蒜蓉、十三香、咸蛋黄等口味，制作过程中会放很多油、盐，其他配料也特别多，因此热量会翻倍。如果实在想吃，可以吃点清水小龙虾。

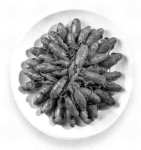

清水小龙虾对小龙虾的新鲜程度要求很高，可保留虾肉的原汁原味，很适合"三高"患者食用。

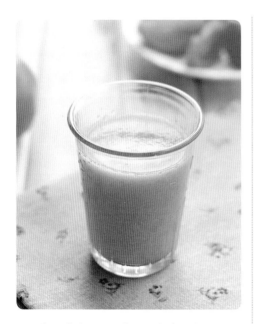

在饭店吃饭，尽量不点市售果汁饮料，可以选择自制的蔬果汁，并叮嘱不要加糖，不要过滤。

加工过的水果不推荐吃

有些水果本身含糖量就很高，饭店为了使水果更好吃，还要进行二次加工，比如添加蜂蜜、白糖，制成饮品。二次加工的水果不再是纯天然的，"三高"患者要谨慎食用，尤其是糖尿病患者，最好吃纯天然的低糖水果，尽量不吃或少吃二次加工的水果。

不喝酒或少喝酒

参加重要的饭局，如无法推却喝酒，"三高"患者应尽量少喝。比如，饮用啤酒不宜超过100毫升，葡萄酒不宜超过50毫升。喝酒后宜多喝些温开水或蔬菜汁，让酒精尽快代谢。

粽子、月饼，吃一点儿就行

每逢佳节，一家人团聚大吃一顿，碰到元宵、端午、中秋等中国传统节日，更免不了要吃些节日食品庆祝一下。但要注意，元宵、粽子是糯米制成的，糯米的热量是同等米饭热量的3倍左右，更何况元宵、粽子中还含有高盐、高糖、高油的肉馅、芝麻馅等配料。

月饼也属于高热量、高糖食品，即便是所谓的"无糖月饼"，碳水化合物含量也不低，食用后依然会导致血糖骤然升高。月饼配料包括高淀粉的莲蓉，高糖的枣泥和水果，高淀粉、高糖的豆沙等，均不太适合"三高"患者，尤其是糖尿病患者食用。

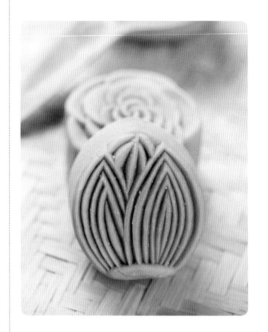

1块中等大小的月饼，所含热量超过2碗米饭，"三高"患者过节时吃一点儿意思一下就可以了。

"三高"并发症该怎么吃

"三高"是高血糖、高血压和高脂血症的总称,它常与肾衰竭、心脑血管病变等"结伴而行"。如果已经出现并发症,"三高"患者应该如何吃?

高血压并发糖尿病
控糖减脂,少食多餐

控制食物摄入,做到热量收支平衡。严格控制碳水化合物的摄入量,将血糖生成指数(GI)高的食物与血糖生成指数低的食物搭配食用。科学计算每天摄取的总热量,切勿超标。

吃富含膳食纤维的食物。膳食纤维不仅能清除体内多余的脂肪,还能带来饱腹感,从而帮助患者减少食量,有助于控糖、减脂。

补充α-亚麻酸调压、控糖。α-亚麻酸是人体必需的脂肪酸,具有控制血压、调节糖代谢的作用。富含α-亚麻酸的食物有海藻、深海鱼类、贝类、松子、亚麻籽等。

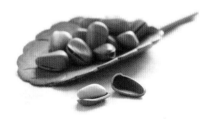

松子α-亚麻酸含量较高,建议高血压并发糖尿病患者每天吃一小把。

高血压并发肾衰竭
蛋白质求精不求多

不建议蛋白质摄入过多。可选用如鱼类、乳制品等,这类食物所含蛋白质生物利用率高。虽然高血压并发肾衰竭患者需要限制蛋白质的摄入,但若体内蛋白质过少,可能会导致营养不良。

不宜过多饮水。体内水分过多,又不能及时排出,会增加肾脏的压力,所以应适量减少水分的摄入。

不建议饮食过咸。根据肾功能情况,每位患者的盐摄入量有所不同,一般每天少于5克,此外还要忌吃香肠、咸菜等高钠食物。

适量补充维生素B_1。慢性肾功能不全者一般需要服用利尿药,这会导致体内维生素B_1大量流失,而维生素B_1具有维持正常糖代谢的作用,也是维持神经、心脏及消化系统正常机能的重要生物活性物质。

高血压并发冠心病
补钙、补维生素C

控制体重,限制热量。摄入的热量过高,会使体重增加,这对高血压并发冠心病患者来说是很危险的。因此,要尽量保持理想体重。

饮食清淡。遵循少盐、少糖、少油的饮食原则,肥肉、动物内脏、蛋黄等食物要少吃或不吃。烹饪方法以蒸、煮、炖、拌为主,不吃油炸、烟熏食物。

补钙强健心脏。钙是人体必需的营养素,能维持规律的心跳,因此,高血压并发冠心病患者要补充足够的钙。

补维生素C抗氧化。维生素C具有抗氧化的功效,有助于增加血管弹性,预防动脉粥样硬化。维生素C摄入不足,会增加患冠心病的风险,甚至会导致冠心病加重。

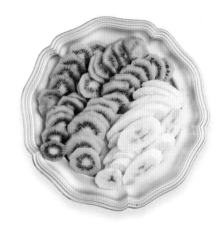

糖尿病并发肾病
低蛋白、低嘌呤饮食

限制高嘌呤食物的摄入量。嘌呤代谢异常,在体内会被氧化成尿酸,导致体内尿酸含量过高,从而引发肾病。因此,要尽量减少动物内脏、浓肉汤、大部分海鲜等食物的摄入量。

少吃辛辣食物。辛辣食物容易刺激人体机能,抑制尿酸的排出,可能导致突发性尿酸偏高,易诱发痛风。

戒烟限酒。吸烟会刺激人体机能,酒精容易导致体内乳酸增加,两种行为都易诱发肾病,因此要控制。

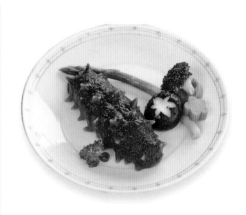

建议一周吃1次或2次低嘌呤、低胆固醇的海参或动物血,每周不超过200克,这不会对肾脏造成太大负担。

糖尿病并发心脑血管病
高蛋白、高膳食纤维饮食

控制每日摄入的总热量。患者每日摄入总热量宜在1200~1800千卡之间，减少食用含碳水化合物高的淀粉类食物，多食用饱腹感强、热量低的食物。

控制胆固醇、饱和脂肪酸的摄入。不要吃动物内脏、肥肉、全脂牛奶等高脂肪、高热量的食物，应以高膳食纤维、高蛋白的食物为主。

每天坚持吃粗粮或薯类、豆类。粗粮和薯类、豆类不仅碳水化合物含量低，还富含维生素、矿物质和膳食纤维，有降低胆固醇和预防动脉粥样硬化的作用。

晚餐宜吃早、吃少。晚餐尽量在临睡前4~5小时吃，以清淡、低热量为宜。进餐时间在30分钟左右为好，细嚼慢咽，增加饱腹感。

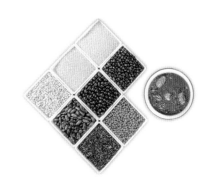

糖尿病并发眼病
多吃高膳食纤维的蔬菜

多吃新鲜蔬菜和高膳食纤维食物。便秘会导致眼压升高，糖尿病并发眼病患者要多食用富含维生素的新鲜蔬菜及富含膳食纤维的食物，防止便秘。

补充DHA和EPA。DHA（二十二碳六烯酸）和EPA（二十碳五烯酸）属于不饱和脂肪酸。DHA是构成视网膜神经组织的重要脂类物质，其和EPA都有助于保护血管健康，糖尿病并发眼病患者可以通过吃鱼油来补充DHA和EPA。

补充维生素A及β-胡萝卜素。维生素A又名"视黄醇"，是保护视力不可或缺的维生素，在动物肝脏中含量丰富。β-胡萝卜素可以在人体内转变成维生素A，从而保护视力。

口服叶黄素咀嚼片。电脑和手机屏幕产生较多蓝光，蓝光在所有能达到视网膜的可见光中能量最高，对黄斑区的损伤作用最强，而叶黄素可以起到滤除蓝光的作用，保护视网膜组织。

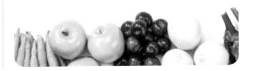

高脂血症并发冠心病
控制总热量，补钾排钠

合理分配三餐。每日三餐都要营养均衡、荤素搭配、以素为主，以减轻心脏负担。遵循"早餐要吃好，午餐要吃饱，晚餐要吃少"的原则。晚餐在晚上7点前吃完，这样有利于睡前食物在胃里得到消化，不会影响睡眠。

每日摄入热量要小于消耗热量。食物摄入过多，体内热量过剩会导致肥胖。因此，要保证摄入总热量不超过消耗热量。

限制脂肪和胆固醇的摄入。每日脂肪摄入量不能超过总热量的25%，胆固醇摄入量控制在300毫克以下（1个鸡蛋的胆固醇含量约340毫克）。

补钾排钠，调脂降压。体内钠含量超标，会导致人出现水肿、血压升高等症状，而补钾可以帮助人体排出多余的钠，进而调节血脂和血压。

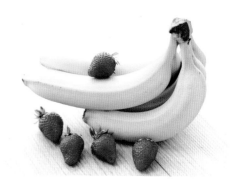

香蕉、草莓、柑橘等水果和绿叶蔬菜可以为人体补充钾，"三高"患者可以适量食用，以帮助排出体内多余的钠。

高脂血症并发糖尿病
控制总热量和体重

口服控糖药和注射胰岛素。患者根据自身情况，选择合适的用药方式，血脂异常可得到缓解。

合理搭配，限制脂肪摄入。膳食的控制及合理搭配是重要的防治措施之一，通过限制膳食中胆固醇、动物性脂肪的摄入，增加膳食纤维摄入量，适当食用一些具有降血脂功效的食物，如山楂、洋葱和魔芋豆腐等，可起到辅助治疗作用。

补铬稳定血糖。补铬能帮助人体维持正常的葡萄糖耐量，从而稳定血糖。此外，补铬还能抑制胆固醇生物合成，从而降低体内血清总胆固醇和甘油三酯的含量。

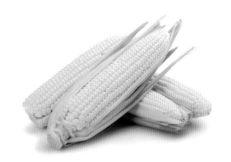

了解食物交换份与手测量

如何既保证热量摄入不超标,又保证营养摄取足够和均衡?"食物交换份"可以来帮忙。

什么是食物交换份

所谓食物交换份,就是将食物分成谷类、蔬菜类、水果类、蛋白质类等不同种类,每种含90千卡*(约377千焦)的食物为1个交换单位。"三高"患者根据一日热量需求换算食物交换份数,分配各类食物的比例,在总热量不变的情况下,同类食物换着吃,"三高"患者尤其是糖尿病患者能和正常人一样选食,做到膳食多样化,营养更均衡。

同类食物可以互换,以粮换粮,以菜换菜,以肉换肉,如1食物交换份的玉米可以和1食物交换份的小米互换,1食物交换份的牛肉可以和1食物交换份的鱼互换。

不是同一类的食物不能互换,比如不能为了多吃1食物交换份猪肉,就少吃1食物交换份的米饭。《等值食物交换表》具体见第193页附录。

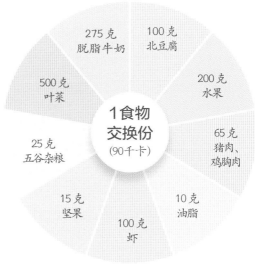

该图对应的食物克重均为约数,具体的量需根据每种食材的热量进行换算。

用一只手和常见餐具,掌握食物交换份

所谓手测量,就是用手的不同部位和形状作为食物交换份的估量器,从而简单计算食物的摄入量。调查研究发现,身高165厘米左右、有标准体重的人进行食物手测量,数值较为精确。因此,本书中手测量的食物量为身高165厘米、有标准体重的个体的宜吃量。

*1千焦≈0.239千卡

借助常用手部动作测量交换份

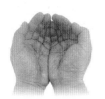
① "双手捧"（约320毫升）：主要用来测量生蔬菜（切碎）和颗粒状水果。

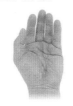
② "单手捧"（约120毫升）：主要用来测量小个儿水果。

③ "指掌体"：主要用来测量生土豆和馒头类、长条瓜类食物。

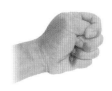
④ "1拳头"：用来测量主食类食物和水果。

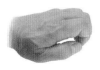
⑤ "半握拳"（有效体积约300毫升）：主要用来测量茎叶、茄瓜类蔬菜和带壳蟹虾贝类等熟食。

⑥ "1小把"（手指并拢尽量多抓，但指尖要碰到手掌）：主要用来测量或抓取坚果、切碎的蔬菜等食物。

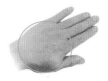
⑦ "掌背"：主要用来测量烹饪过的蔬菜和薯芋类食物等。

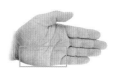
⑧ "小鱼掌"：主要用来测量鱼、肉等食物。

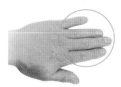
⑨ "指背"：主要用来测量鲜豆类食物。

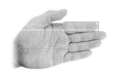
⑩ "1手指"（约15毫升）：主要用来测量鱼、肉类食物。

各手部位之间体积大小的关系

"1拳头"比"半握拳"测量的体积略小，"半握拳"是"掌背"测量体积的2倍，"掌背"是"指背"测量体积的2倍。

借助常见餐具测量食物交换份

每个人手的体积大小与胖瘦、身高有关，因此，对热量摄入的主要来源——主食的测量，最好借助餐具进行，尤其是身高大于165厘米较胖的"三高"患者和身高小于165厘米、较瘦的"三高"患者。

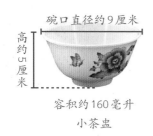
碗口直径约9厘米
高约5厘米
容积约160毫升
小茶盅

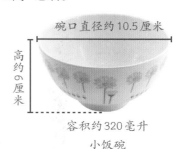
碗口直径约10.5厘米
高约6厘米
容积约320毫升
小饭碗

第二章

一周降"三高"带量食谱推荐

　　本书推荐的一周食谱，是按大多数"三高"患者所需食物交换份数（20或20.5食物交换份，约1800或1845千卡）设计的，读者可根据自己查表获得的每日食物交换份需求数做相应加减。如某个读者查表获得的每日食物交换份需求数是23份，则在推荐食谱的基础上，按谷薯类和蛋白质类食物3:1的比例增加2.5或3份。而某个读者查表获得的每日食物交换份需求数是17份，则在推荐食谱的基础上，按谷薯类和蛋白质类食物3:1的比例减少2.5或3份。

注：本书菜肴的热量均为估算，可供"三高"患者日常饮食参考。

周一带量食谱推荐

约540千卡（6食物交换份）

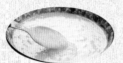

豆浆小米糊 1小饭碗
（小米、黄豆）

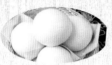

白面馒头 0.5拳头

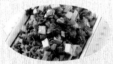

凉拌芹菜叶 1半握拳
（芹菜叶、豆腐干）

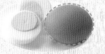

水煮鸡蛋 1个

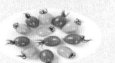 加餐
约90千卡（1食物交换份）

圣女果 12个
豆腐干 2手指

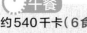
约540千卡（6食物交换份）

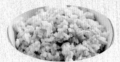

全麦饭 1小饭碗
（大麦、荞麦、燕麦、小麦、
粳米）

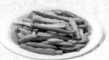

苦瓜炒茄子 1半握拳
（苦瓜、茄子、红甜椒）

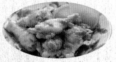

香橙翅根 2个

 加餐
约90千卡（1食物交换份）

栗子 3个
橘子 0.5拳头

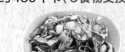
约450千卡（5食物交换份）

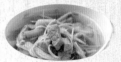

紫甘蓝玉米沙拉 2半握拳
（紫甘蓝、红甜椒、甜玉米粒、
沙拉酱）

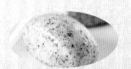

黄花菜炖猪肉 0.5拳头

 加餐
约90千卡（1食物交换份）

纯牛奶 1小茶盅

降"三高"这样吃	除了碳水化合物、蛋白质、脂肪这三大宏量营养素，一周降"三高"带量食谱推荐还涵盖了"三高"患者所必需的维生素C、维生素E、膳食纤维等营养素。

早餐

约540千卡（6食物交换份）

玉米燕麦羹 1小饭碗
（玉米糁、燕麦片）

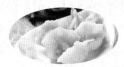

猪肉饺子 6个

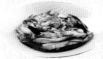

素烧茄子 1半握拳

 午餐

约540千卡（6食物交换份）

白米饭 1小饭碗

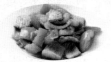

青椒炒肉 1半握拳

 晚餐

约450千卡（5食物交换份）

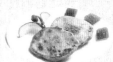

荞麦面饼 1.5掌背
（荞麦面粉、鸡蛋）

芝麻拌菠菜 1半握拳

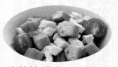

秋葵拌鸡肉 1半握拳

 加餐

约90千卡（1食物交换份）

火龙果 1/4个
五香翅根 1个

 加餐

约90千卡（1食物交换份）

猕猴桃 1个
核桃 2个

 加餐

约90千卡（1食物交换份）

纯牛奶 1小茶盅

| 降"三高"这样吃 | 早餐选择水煮鸡蛋是非常好的摄入蛋白质的方法。另外，需要减脂的"三高"患者吃了水饺类主食，就要相应减少其他菜的摄入量，保证总摄入量不超标。 |

周二带量食谱推荐

约540千卡（6食物交换份）

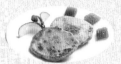

荞麦面饼 1掌背
（荞麦面粉、鸡蛋）

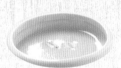

燕麦核桃豆浆 1小饭碗

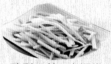

酪梨三丝 1半握拳
（海蜇头、秋梨、芹菜）

🕐 午餐

约540千卡（6食物交换份）

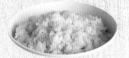

二米饭 1小饭碗
（粳米、小米）

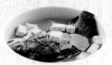

鲫鱼炖豆腐 1小茶盅

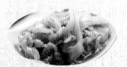

蒜蓉生菜 1掌背

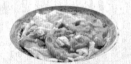

番茄炒鸡蛋 1掌背

🕐 晚餐

约450千卡（5食物交换份）

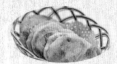

小米黄豆饼 1.5掌背
（小米、黄豆粉）

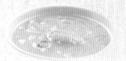

魔芋豆腐冬瓜汤 1小饭碗

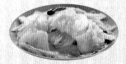

醋烹白菜 1掌背

🕐 加餐

约90千卡（1食物交换份）

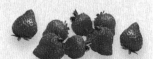

草莓 8个
苏打饼干 1块

🕐 加餐

约90千卡（1食物交换份）

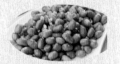

炒花生仁 1小把

🕐 加餐

约90千卡（1食物交换份）

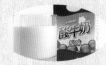

无糖酸奶 120毫升

降"三高"这样吃	没有习惯吃加餐的"三高"患者，可以增加正餐食材的种类，确保营养素均衡摄入。鱼类是较好的蛋白质来源，一周可以吃3次。

早餐
约495千卡（5.5食物交换份）

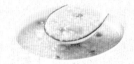
花生绿豆小米粥 1小饭碗

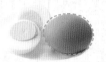
水煮鸡蛋 1个

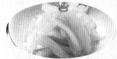
凉拌芹菜丝 1半握拳

午餐
约540千卡（6食物交换份）

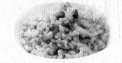
薏米红豆糙米饭 1小饭碗

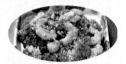
虾仁西蓝花 1半握拳

晚餐
约450千卡（5食物交换份）

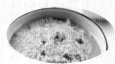
小米芸豆粥 1小茶盅

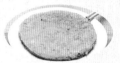
葱花饼 1掌背

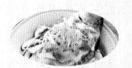
清蒸鲈鱼 1掌背
（鲈鱼、香菇、火腿、笋片）

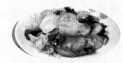
双耳炒黄瓜 1半握拳
（干黑木耳、干银耳、黄瓜）

加餐
约135千卡（1.5食物交换份）

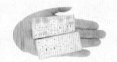
苏打饼干 2块
豆腐干 2手指

加餐
约90千卡（1食物交换份）

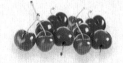
大樱桃 10颗
牛肉干 1手指

加餐
约90千卡（1食物交换份）

杨梅 1双手捧
烤全麦面包片 1块

| 降"三高"这样吃 | 加餐是一个比较好的饮食习惯，尤其适合糖尿病患者。但要注意坚持总量控制的原则，也就是"加餐不加量"。 |

周三带量食谱推荐

早餐
约495千卡(5.5食物交换份)

午餐
约585千卡(6.5食物交换份)

晚餐
约450千卡(5食物交换份)

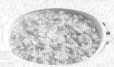

燕麦薏米粥 1小茶盅
(燕麦片、薏米、粳米)

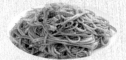

凉拌莜麦面 1小饭碗
(莜麦面、黄瓜、胡萝卜、香菜)

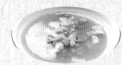

荞麦面疙瘩 1小饭碗
(荞麦面糊、胡萝卜、南瓜、
番茄、西葫芦)

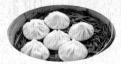

鲜肉小笼包 6个

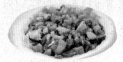

鲜橙一碗香 1半握拳
(橙子、青鱼、西蓝花、胡萝
卜、香菇)

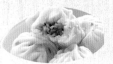

猪肉包 1拳头

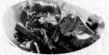

凉拌紫甘蓝 1掌背

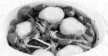

苋菜鱼丸汤 1小茶盅

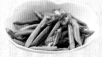

清炒芦笋 1半握拳

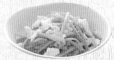

胡萝卜炒鸡蛋 1掌背

加餐
约90千卡(1食物交换份)

加餐
约90千卡(1食物交换份)

加餐
约90千卡(1食物交换份)

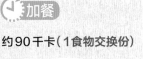

柚子肉 1双手捧

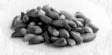

松子仁 1小把

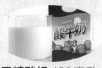

无糖酸奶 120毫升

| 降"三高"这样吃 | "三高"患者不能为了减重盲目节食,尤其是拒绝吃肉。荤素搭配、营养均衡才是健康的饮食方式。如果荤菜做的是纯荤的,素菜就最好做纯素的。 |

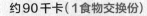

早餐

约540千卡（6食物交换份）

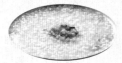 午餐

约585千卡（6.5食物交换份）

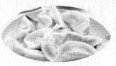 晚餐

约495千卡（5.5食物交换份）

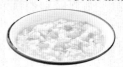

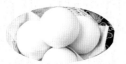

小米西葫芦粥 1小饭碗
（小米、燕麦、西葫芦）

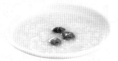

白菜猪肉饺子 9个

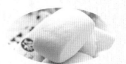

芹菜虾皮薏米粥 1小饭碗

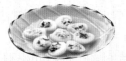

白面馒头 1拳头

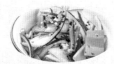

小米粥 1小茶盅

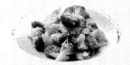

玉米面馒头 1拳头

什锦鹌鹑蛋 1半握拳
（鹌鹑蛋、干黑木耳、青菜、
香菇）

蔬菜沙拉 1半握拳
（黄瓜、洋葱、红甜椒、胡萝卜）

蒜蓉西蓝花 1半握拳

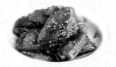

红烧鸡翅 1个

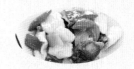

香菇鸡片 1掌背
（鸡胸肉、红甜椒、青椒、
香菇）

 加餐

约90千卡（1食物交换份）

 加餐

约45千卡（0.5食物交换份）

 加餐

约45千卡（0.5食物交换份）

苹果 0.5拳头
酱牛肉 1手指

橙子 0.5拳头

栗子 3个

降"三高" 这样吃	这份一日三餐食谱非常清爽，用凉拌、快炒的方式烹饪蔬菜，能最大限度保留食材中的维生素和矿物质，同时还可以减少"三高"患者脂肪的摄入。

周四带量食谱推荐

早餐
约540千卡（6食物交换份）

午餐
约585千卡（6.5食物交换份）

晚餐
约450千卡（5食物交换份）

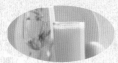

芹菜汁 1小茶盅

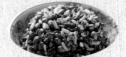

粗粮饭 1小饭碗
（黑米、糙米、红豆）

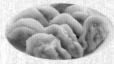

芹菜猪肉饺子 8个

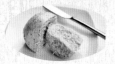

燕麦牛奶馒头 2拳头

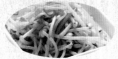

凉拌黄豆芽 1半握拳

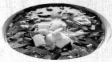

青菜豆腐汤 1小饭碗

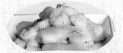

清炒虾仁丝瓜 1掌背

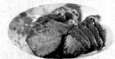

酱牛肉 3手指

加餐
约90千卡（1食物交换份）

加餐
约45千卡（0.5食物交换份）

加餐
约90千卡（1食物交换份）

雪梨 0.5拳头
五香翅根 1个

橘子 0.5拳头

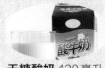

无糖酸奶 120毫升

降"三高"这样吃 | 这一份一日三餐食谱中的晚餐虽然菜品种类较少，但三餐可以满足"三高"患者一天所需的营养。清淡爽口的蔬菜汁和蔬菜汤都不会给身体造成太大负担。

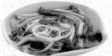 早餐

约585千卡（6.5食物交换份）

 午餐

约540千卡（6食物交换份）

 晚餐

约450千卡（5食物交换份）

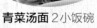

青菜汤面 2小饭碗

白米饭 1小饭碗

玉米面发糕 1.5拳头

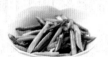

清炒芦笋 1半握拳

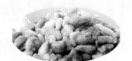

坚果炒鸡丁 1半握拳
（鸡胸肉、核桃仁、松子仁）

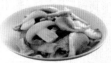

肉片炒蘑菇 1半握拳

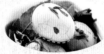

茶叶蛋 1个

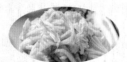

清炒白菜 1掌背
（大白菜、黄豆芽）

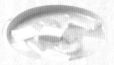

丝瓜豆腐汤 1小饭碗

 加餐

约90千卡（1食物交换份）

 加餐

约45千卡（0.5食物交换份）

 加餐

约90千卡（1食物交换份）

橙子 1拳头

桃子 0.5拳头

纯牛奶 1小茶盅

降"三高"
这样吃 | 这一份一日三餐食谱中的鸡胸肉和豆腐属于高蛋白、低脂肪食物，"三高"患者可以放心吃。

周五带量食谱推荐

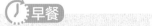 **早餐**

约540千卡（6食物交换份）

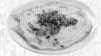

鸡蛋饼 1掌背

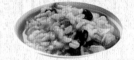

薏米燕麦红豆粥 1小饭碗

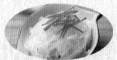

凉拌莴笋 1半握拳
（莴笋、红甜椒）

 午餐

约585千卡（6.5食物交换份）

二米饭 1小饭碗
（粳米、小米）

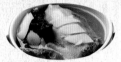

鸽肉木耳汤 1小饭碗

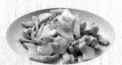

肉丝炒茭白 1半握拳

 晚餐

约450千卡（5食物交换份）

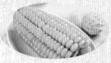

煮玉米 1根

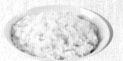

白米饭 1小茶盅

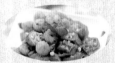

虾仁炒秋葵 1半握拳

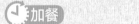 **加餐**

约90千卡（1食物交换份）

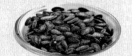

西瓜子 1小把
五香翅根 1根

 加餐

约45千卡（0.5食物交换份）

猕猴桃 1个

 加餐

约90千卡（1食物交换份）

无糖酸奶 120毫升

降"三高"这样吃	这份食谱中的主食和副食种类都很丰富。比如晚餐的主食，由米饭和玉米共同组成，这样粗细搭配，热量摄入就不容易超标。

|  早餐 | 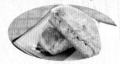 午餐 | 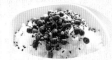 晚餐 |

约540千卡（6食物交换份）　约585千卡（6.5食物交换份）　约495千卡（5.5食物交换份）

樱桃西米露 1小饭碗

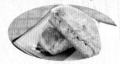

豆腐馅饼 2掌背
（面粉、豆腐、白菜）

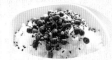

红豆饭 1.5小茶盅

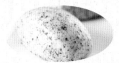

杂粮馒头 1拳头
（面粉、玉米面粉、黑豆粉）

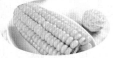

煮玉米 1根

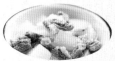

萝卜烧牛肉 1小饭碗

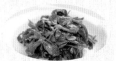

凉拌马齿苋 1半握拳

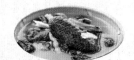

黄芪乌鸡汤 1小饭碗
（乌鸡肉、山楂、红枣、枸杞、
西洋参）

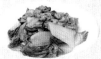

牡蛎油菜 1掌背

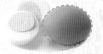

水煮鸡蛋 1个

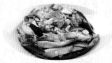

素烧茄子 1半握拳

加餐　　　　　　　加餐　　　　　　　 加餐

约90千卡（1食物交换份）　约90千卡（1食物交换份）　约45千卡（0.5食物交换份）

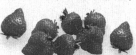

草莓 8个
豆腐干 2手指

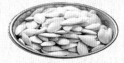

南瓜子 1小把
烤鱼 2手指

苹果 0.5拳头

| 降"三高"
这样吃 | 按照上面的食谱来吃，"三高"患者除了能补充蛋白质，还能补充钙、钾、锌、铁等矿物质。简单三顿饭，健康一整天。 |

周六带量食谱推荐

 早餐
约540千卡（6食物交换份）

 午餐
约585千卡（6.5食物交换份）

 晚餐
约450千卡（5食物交换份）

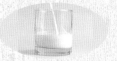

纯牛奶 1小茶盅

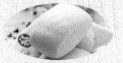

玉米面馒头 2拳头

白米饭 1.5小茶盅

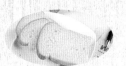

全麦面包 3片

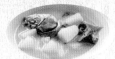

鲫鱼萝卜汤 1小饭碗

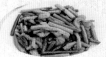

蒜薹炒肉丝 1半握拳

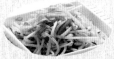

凉拌黄豆芽 1半握拳

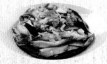

素烧茄子 1半握拳

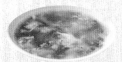

紫菜蛋花汤 1小饭碗

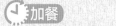 加餐
约90千卡（1食物交换份）

 加餐
约90千卡（1食物交换份）

 加餐
约90千卡（1食物交换份）

橙子 1拳头

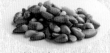

松子仁 1小把

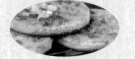

咸味饼 3手指

降"三高"
这样吃 | 主食讲究粗细合理搭配，不仅能丰富"三高"患者的饮食结构，还能避免餐后血糖快速升高。

早餐

约540千卡(6食物交换份)

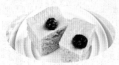

玉米面发糕 1拳头

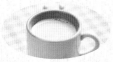

玫瑰薏米黄豆浆 1小饭碗

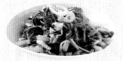

凉拌苋菜 1半握拳

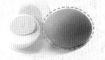

水煮鸡蛋 1个

午餐

约540千卡(6食物交换份)

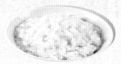

白米饭 1小饭碗

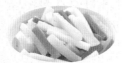

莴笋炒山药 1半握拳
（莴笋、山药、胡萝卜）

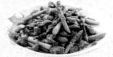

黑椒芦笋牛肉粒 1掌背

晚餐

约450千卡(5食物交换份)

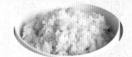

二米饭 1小茶盅
（粳米、小米）

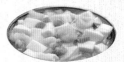

虾仁豆腐羹 1小饭碗
（对虾仁、熟豌豆、
内酯豆腐、胡萝卜）

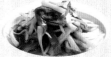

韭菜绿豆芽 1半握拳

加餐

约90千卡(1食物交换份)

西芹苹果汁 1小茶盅
炒花生仁 0.5小把

加餐

约90千卡(1食物交换份)

番石榴 0.5拳头

加餐

约90千卡(1食物交换份)

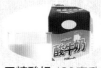

无糖酸奶 120毫升

降"三高"
这样吃 | 在这份一日三餐食谱中，苋菜、韭菜、绿豆芽、莴笋等蔬菜占比较多，凉拌、快炒的烹饪方式让食材口感更清爽，还能减少油、盐和重口味调味品的摄入。

周日带量食谱推荐

 早餐
约540千卡（6食物交换份）

 午餐
约585千卡（6.5食物交换份）

 晚餐
约450千卡（5食物交换份）

杂粮馒头 2拳头
（面粉、玉米面粉、黑豆粉）

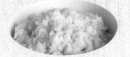

二米饭 1小茶盅
（粳米、小米）

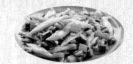

炒莜面鱼儿 1小饭碗
（莜面鱼儿、胡萝卜、香菇）

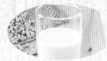

豆浆 1小饭碗

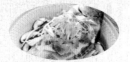

清蒸鲈鱼 3手指
（鲈鱼、香菇、火腿、笋片）

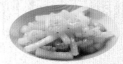

冬瓜虾球 1半握拳

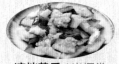

凉拌黄瓜 1半握拳

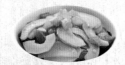

番茄炒西葫芦 1半握拳

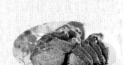

酱牛肉 2手指

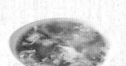

紫菜蛋花汤 1小饭碗

 加餐
约90千卡（1食物交换份）

 加餐
约90千卡（1食物交换份）

 加餐
约90千卡（1食物交换份）

梨 1拳头

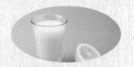

金橘柠檬汁 1小茶盅
山核桃 1小把

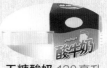

无糖酸奶 120毫升

降"三高"这样吃 | 适当摄入奶类、奶制品、豆浆可以补充优质蛋白，还可以促进体内多余钠元素的排出，保护血管壁，降低高血压的发病率。

第三章

谷薯豆类，
拉开热量等级的
关键

本章介绍了日常生活中常见的谷薯豆类，用形象的图示告诉"三高"患者如何快速测量主食的分量，如1小饭碗、1小茶盅等，在享受美味的同时保证热量摄入不超标。此外，每种食材旁边还标注了每100克可食用部分的热量和营养价值，让"三高"患者既吃饱又吃好。照着每种食材的推荐菜谱烹饪，轻松搭配每日营养餐，享受美味和健康！

注：本书第三章至第七章所列举菜肴的分量，基本为两口或三口家庭每一餐食用的量，图上标注的热量也为一道菜估算的总热量。"三高"患者需按照推荐量和食物交换份食用。

推荐每天吃250~400克谷薯豆类食物

粳米、面粉、杂粮等食材在烹调过程中要加水，重量必然会增加。一般来说，粳米（生重）和米饭（熟重）的比例为1:2.5，面粉（干重）和馒头或花卷（湿重）的比例为1:1.5。每天全谷物类、杂豆类和薯类的比例应尽量平均分配。

谷薯豆类生食可按照1平调羹、单手捧等来测量，熟食可按照1半握拳、1拳头、1掌背以及餐具来测量。

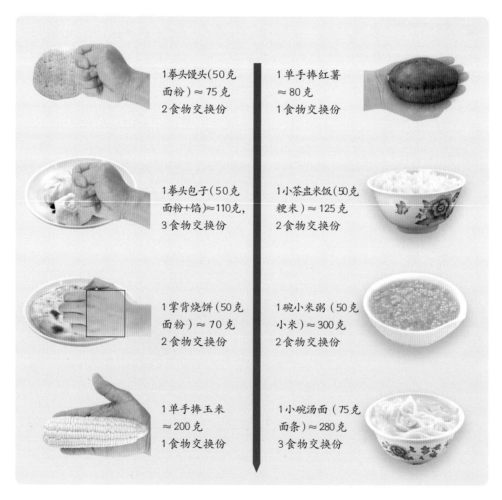

1拳头馒头（50克面粉）≈75克 2食物交换份

1单手捧红薯 ≈80克 1食物交换份

1拳头包子（50克面粉+馅）≈110克，3食物交换份

1小茶盅米饭（50克粳米）≈125克 2食物交换份

1掌背烧饼（50克面粉）≈70克 2食物交换份

1碗小米粥（50克小米）≈300克 2食物交换份

1单手捧玉米 ≈200克 1食物交换份

1小碗汤面（75克面条）≈280克 3食物交换份

谷薯豆类食物手测量法图示

多种颜色的杂粮搭配吃

颜色不同的杂粮，其营养功效大不相同。"三高"患者将粳米和各色杂粮1:1混合煮成饭，不仅能发挥蛋白质的互补作用，还能提高膳食纤维摄入量，增加饱腹感，减少热量摄入。

红色杂粮。如红豆、红腰豆等，有一定补气益血的功效，其香甜的口感还能提高食欲。

黄色杂粮。如玉米、黄豆、小米等，其最典型的作用是补脾养胃，另外还能提高脏腑功能，延缓衰老。

白色杂粮。如薏米、燕麦等，富含膳食纤维，有安定情绪的作用，对高血压、心脏病患者益处颇多。

黑色杂粮。如黑豆、黑米等，所含的矿物质能对心血管起到保健作用，有利于体质虚弱的人恢复精气神。

绿色杂粮。如绿豆、青豆、豌豆等，有清理肠胃、防止便秘的功效。

增加饱腹感的薯类吃法

薯类包括土豆、红薯、山药、芋头等，虽然淀粉含量比普通蔬菜高，却是低脂肪、高膳食纤维食物，饱腹感较强。同样是吃到饱，吃土豆等薯类获取的淀粉比吃米饭获取的淀粉少，对血糖的影响自然小。

薯类主食化。红薯、芋头、山药等经过蒸或煮后，可直接作为主食食用。

薯类做菜肴。土豆、山药、芋头等很适合跟肉类一起炖煮，口感绵软且易入味，既营养又好吃，但要注意减少主食量。

薯类做健康零食。如将红薯、紫薯、山药做成薯干或山药脆，既能解馋，又没有太高的热量。但要注意少吃市售的薯类加工零食，它们口味偏重，热量还高。

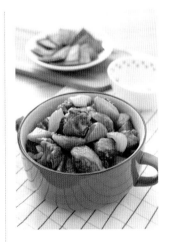

红烧菜里的土豆很容易因吸进浓郁的汤汁而变得很咸，所以不要放太多盐。

黄豆

补充钾、钙和优质蛋白

- 🔥 **热　　量** 390千卡/每100克 ▮▮▮▮▯▯▯▯▯▯
- 💧 **升糖指数** 18（浸泡） ◖低
- 💊 **关键营养素** 钾、钙、蛋白质、大豆异黄酮
- ✖ **推荐吃法** 打豆浆、凉拌、煮粥

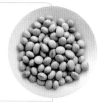

囤菜妙招 谷类和豆类可用干净的罐子或饮料瓶密封，置于阴凉干燥处储存。

黄豆 含钾、钙和优质植物蛋白，所含的大豆异黄酮、大豆卵磷脂等活性物质有益于"三高"患者血管健康。

青豆 富含不饱和脂肪酸和大豆卵磷脂，有保持血管弹性、健脑和预防脂肪肝形成的作用。

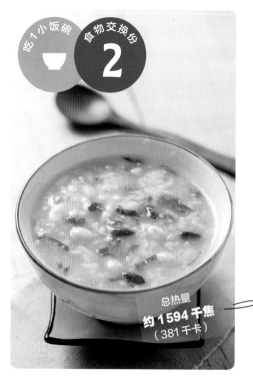

吃1小饭碗 / 食物交换份 **2**

总热量 **约1594千焦**（381千卡）

芥菜黄豆粥

原料: 芥菜、黄豆、粳米各50克，盐2克，枸杞适量。

做法: ❶ 黄豆洗净，提前浸泡一晚；粳米、枸杞洗净；芥菜洗净，切末。❷ 粳米、黄豆放入锅中，加适量水大火煮开，转小火煮粥。❸ 放入枸杞，煮至黄豆熟烂，放入芥菜末稍煮，出锅前加盐调味即可。

 控糖小窍门

粥煮得越烂，升糖指数越高。糖尿病患者如果想喝这款粥，煮到粳米和黄豆刚开花即可。

玫瑰薏米黄豆浆

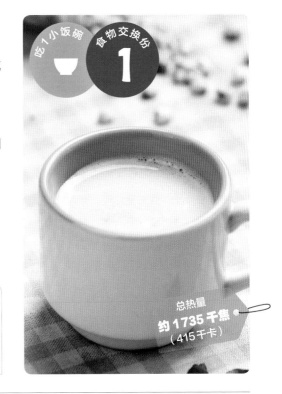

吃1小饭碗

食物交换份
1

原料:黄豆60克,薏米50克,干玫瑰花适量。

做法: ❶ 黄豆、薏米洗净,提前浸泡一晚;干玫瑰花洗净。❷ 所有食材倒入豆浆机,加1200毫升水,选择"豆浆"模式,制成后过滤即可饮用。

 控糖小窍门

打豆浆滤出的豆渣含有大量的膳食纤维,可炒食或蒸食,还可以做成豆渣馒头,控糖效果很好。

总热量
约1735千焦
(415千卡)

凉拌黄豆海带丝

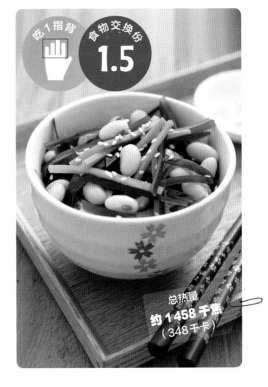

吃1指背

食物交换份
1.5

原料:水发海带、胡萝卜各200克,黄豆50克,盐4克,香油5克,熟白芝麻适量。

做法: ❶ 黄豆洗净,提前浸泡一晚;水发海带洗净,捞出放入蒸锅中蒸熟,取出切丝;胡萝卜洗净,去皮切丝。❷ 黄豆、胡萝卜丝分别放入锅中,加适量水煮熟,捞出沥干。❸ 海带丝、胡萝卜丝和黄豆放入盘中,放入香油、盐拌匀,撒上熟白芝麻即可。

 减脂小窍门

除了凉拌,用醋泡黄豆制成醋豆,每天吃10粒左右,对降低胆固醇也有良好的效果。

总热量
约1458千焦
(348千卡)

绿豆

高钾、低钠好食材

🔥 **热　量**　329千卡/每100克
▪▪▪▪▫▫▫▫▫▫▫

💧 **升糖指数**　27　低
🌾 **关键营养素**　钾、膳食纤维
✖ **推荐吃法**　煮粥、煲汤

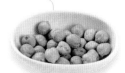

👍 **对"三高"患者的益处**
绿豆不仅能辅助调血脂、降胆固醇，还能利尿益气，尤其对高血压并发肥胖症患者有一定的调理作用。

绿豆 有止咳控糖、消水肿、利尿的功效，可以控制餐后血糖迅速上升。

鹰嘴豆 升糖指数低，饱腹感强，可替代部分主食。其所含的大豆异黄酮有降低胆固醇的功效。

吃1小饭碗　食物交换份 **2**

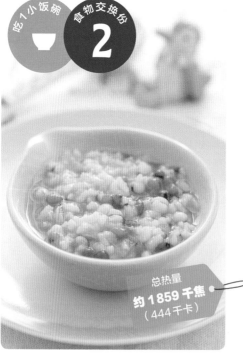

总热量
约1859千焦
（444千卡）

绿豆薏米粥

原料： 绿豆80克，薏米50克。

做法： ❶ 绿豆、薏米分别洗净，提前浸泡一晚。❷ 绿豆、薏米放入锅中，加适量水大火煮开，转小火煮至绿豆刚开花即可。

⬇ **降压关键点**
食用绿豆可以帮助人体排钠、消水肿，钠少了血容量就会减少，血液对血管壁的压力也会减小，从而达到辅助降压的目的。

绿豆百合汤

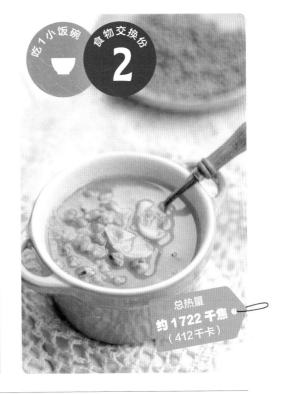

原料:绿豆100克,鲜百合50克。

做法:❶ 绿豆洗净,提前浸泡一晚;鲜百合掰成片,洗净。❷ 绿豆和鲜百合片放入锅中,加适量水大火煮开,转小火煮至绿豆刚开花即可。

吃1小饭碗

食物交换份
2

总热量
约1722千焦
(412千卡)

 控糖小窍门

建议绿豆煮至刚开花就关火。如果煮得过烂,豆皮破裂,淀粉就会析出到汤里,汤的热量会变高。

三豆饮

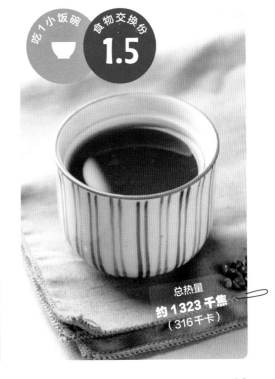

原料:红豆、绿豆、黑豆各30克。

做法:❶ 所有食材洗净,提前浸泡一晚。❷ 所有食材放入锅中,加适量水大火煮开,转小火煮至豆子刚开花,过滤后即可饮用。

吃1小饭碗

食物交换份
1.5

总热量
约1323千焦
(316千卡)

 减脂关键点

三豆饮富含微量元素,所含磷脂、烟酸等营养物质可增强免疫力,辅助降胆固醇、降血脂等。

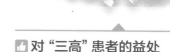

糙米

有利于控制体重和血糖

🔥 **热 量** 348千卡/每100克
▪▪▪▪▪▪▫▫▫▫▫▫

💧 **升糖指数** 56 ━━━━●中━━━━

⌄ **关键营养素** 膳食纤维

✕ **推荐吃法** 煮粥、打豆浆

👍 **对"三高"患者的益处**
糙米的膳食纤维含量大约是等量粳米的6倍，食用后能延缓人体对碳水化合物和脂肪的吸收。

青稞 不但能清理肠道、降低胆固醇，还能有效控制糖尿病患者的血糖整体水平。

糙米 所含的锌、铬有利于提高胰岛素敏感性，糖尿病患者适量食用有一定的益处。

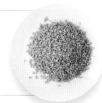

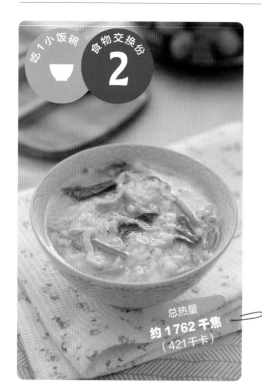

吃1小饭碗 ⬤

食物交换份 **2**

总热量
约1762千焦
（421千卡）

杂粮菠菜瘦肉粥

原料： 粳米、糙米、菠菜各50克，猪瘦肉30克，植物油、盐各2克，虾皮适量。

做法： ❶ 粳米、糙米分别洗净，糙米提前浸泡3小时；菠菜择洗干净，入开水焯至半熟，捞出沥干，切段；猪瘦肉洗净，切丝。❷ 粳米、糙米放入锅中，加适量水大火煮开，转小火煮粥。❸ 油锅烧热，爆香虾皮，放入猪瘦肉丝翻炒，加适量水大火煮开，放入杂粮粥和菠菜段，肉丝煮熟后加盐调味即可。

⬇ **减盐小窍门**

在烹制前用温水冲洗虾皮，可以去除其表面的部分盐，减少隐形盐的摄入。

糙米山楂豆浆

原料:黄豆100克,糙米80克,鲜山楂30克。

做法: ❶ 黄豆、糙米分别洗净,黄豆提前浸泡一晚,糙米提前浸泡3小时;鲜山楂洗净,去蒂、去核。❷ 所有食材倒入豆浆机中,加1000毫升水,选择"豆浆"模式,制成后过滤即可饮用。

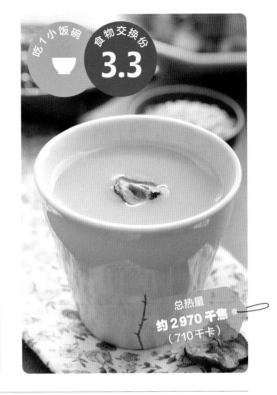

吃1小饭碗

食物交换份
3.3

总热量
约2970千焦
(710千卡)

 降压关键点

糙米富含维生素,鲜山楂有清血管的作用,两者与黄豆搭配食用,对改善高血压症状很有帮助。

黑豆糙米饭

原料:黑豆60克, 糙米150克。

做法: ❶ 黑豆、糙米分别洗净,黑豆提前浸泡一晚,糙米提前浸泡3小时。❷ 黑豆和糙米放入电饭锅中,加适量水煮熟即可。

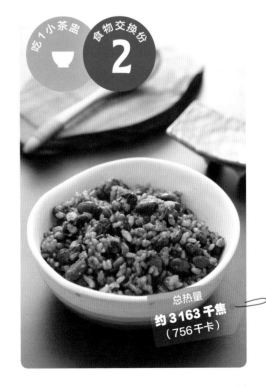

吃1小茶盅

食物交换份
2

总热量
约3163千焦
(756千卡)

 控糖关键点

杂粮饭升糖指数较低,食用后能维持血糖平衡,其富含的矿物质和膳食纤维还能辅助控血压、调血脂。

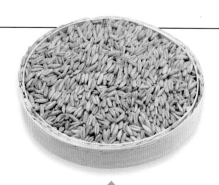

燕麦

减脂、控糖佳品

🔥 **热　　量**　338千卡/每100克

▮▮▮▯▯▯▯▯▯▯

💧 **升糖指数**　55（燕麦麸）　　　中

▼ **关键营养素**　膳食纤维、亚麻酸

✖ **推荐吃法**　打豆浆、做点心

👍 **对"三高"患者的益处**

燕麦含有的抗氧化剂和多种维生素、矿物质有利于减少血液中的胆固醇，预防高血压、糖尿病并发血脂异常及冠心病。

燕麦 含丰富的亚油酸、亚麻酸，可降低胆固醇在心血管中的积累，对稳定血糖也有一定的辅助作用。

燕麦片 是低脂、高营养的健康食品，坚持食用对降胆固醇、降血脂、控糖有较好的效果。

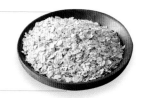

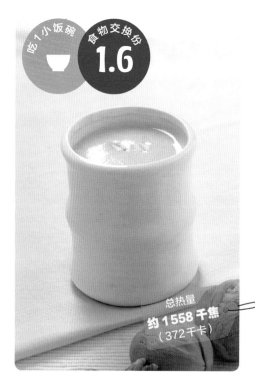

吃1小饭碗

食物交换份 **1.6**

总热量
约1558千焦
（372千卡）

燕麦核桃豆浆

原料: 燕麦50克，黄豆30克，鲜核桃仁25克。

做法: ❶ 黄豆、燕麦分别洗净；鲜核桃仁碾碎。❷ 黄豆、燕麦和核桃碎倒入豆浆机中，加1000毫升水，选择"豆浆"模式，制成后过滤即可饮用。

⬇ **降压关键点**

核桃富含不饱和脂肪酸，每天吃一小把核桃仁，对缓解、防治心血管疾病有益处。

燕麦五香饼

原料:燕麦粉50克,面粉100克,植物油、盐各3克,五香粉适量。

做法: ❶ 燕麦粉、面粉、盐、五香粉倒入大碗中,加适量水调成糊状。❷ 油锅烧热,舀入适量面糊,用小火煎,两面煎熟即可。

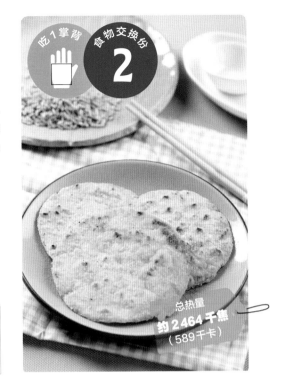

吃1掌背 食物交换份 **2**

总热量
约2464千焦
(589千卡)

 控糖小窍门

燕麦尽量选天然的,因为辅料越少越健康,膳食纤维含量多,减脂控糖效果也好。

燕麦牛奶馒头

原料:燕麦粉100克,面粉、牛奶各200克,酵母、植物油各3克。

做法: ❶ 牛奶倒入锅中煮至温热,加入酵母搅拌均匀,静置5分钟。❷ 面粉倒入大碗中,加入燕麦粉和牛奶拌匀,揉搓成团。❸ 面团放至温暖处发酵至两倍大,揉搓排气后分团滚圆,制成馒头坯。❹ 蒸屉刷油,放入馒头坯,发酵30分钟,开火蒸20分钟即可。

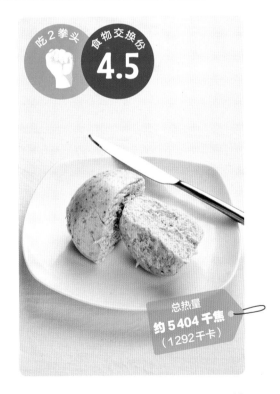

吃2拳头 食物交换份 **4.5**

总热量
约5404千焦
(1292千卡)

 少油小窍门

蒸屉刷油是为了避免馒头粘到蒸屉上。可以使用不粘蒸笼纸或硅胶屉布,它们高温加热很安全,这样就可以不刷油了。

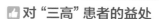

荞麦

改善糖耐量

- 🔥 **热　量**　337千卡/每100克
  ▮▮▮▮▯▯▯▯▯▯
- 💧 **升糖指数**　54（黄荞麦）
- ✖ **关键营养素**　维生素P、维生素E、镁
- ✖ **推荐吃法**　煮粥、做面食

👍 对"三高"患者的益处

荞麦中的锌、维生素E具有改善糖耐量的作用；其富含的镁有利于降低胆固醇，还有利于预防和改善糖尿病并发心脏病。

荞麦 含丰富的钾、镁、维生素P等元素，可以增强血管的弹性和韧性，控糖减脂的效果也很好。

大麦 其碳水化合物含量和荞麦差不多，可煮粥或做大麦茶，有降低胆固醇等作用。

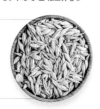

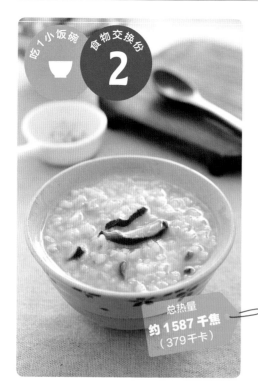

吃1小饭碗 食物交换份 **2**

总热量
约1587千焦
（379千卡）

香菇荞麦粥

原料： 香菇150克，粳米、荞麦各50克，盐4克。

做法： ❶香菇洗净，去蒂切丝；粳米、荞麦洗净，提前浸泡3小时。❷粳米、荞麦放入锅中，加适量水大火煮开，放入香菇丝，待再次煮开转小火煮至粥稠。❸出锅前加盐调味即可。

 减盐小窍门

也可以使用干香菇，但要注意减量。用泡发干香菇的水煮粥，味道同样鲜美，还不用多放盐。

荞麦面饼

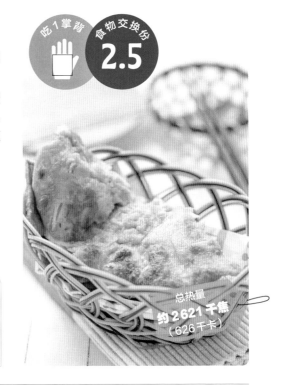

吃1掌背

食物交换份
2.5

原料: 荞麦粉150克,植物油10克,盐3克,鸡蛋清、小苏打各适量。

做法: ❶ 荞麦粉倒入大碗中,加入鸡蛋清、小苏打、盐,再分次加水调成糊状。❷ 油锅烧热,舀入适量面糊,用小火煎两面,煎熟即可。

总热量
约2621千焦
(626千卡)

 控糖小窍门

将荞麦磨成粉,做成饼、粥、面条等,作为糖尿病患者的主食,既能补充营养,又可以稳定餐后血糖。

荞麦凉面

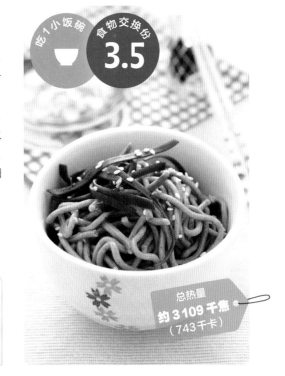

吃1小饭碗

食物交换份
3.5

原料: 荞麦面200克,水发海带100克,香油4克,盐5克,熟白芝麻、醋、酱油各适量。

做法: ❶ 荞麦面入开水锅煮至没有硬芯,捞出过凉水,沥干后加香油拌匀。❷ 水发海带洗净,入开水锅焯熟,放凉后切丝,码在面条上,加熟白芝麻、盐、醋、酱油拌匀即可。

总热量
约3109千焦
(743千卡)

 控糖小窍门

注意荞麦面不要煮得太烂。同样的食物,不同烹调程度会影响升糖指数。面条煮得越软烂,其升糖指数越高。

黑米

减缓血糖剧烈波动

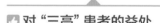

- 🔥 **热　　量**　341千卡/每100克
- 💧 **升糖指数**　42（黑米粥）　低
- 🔽 **关键营养素**　维生素B_1、硒、铁、钾
- ❎ **推荐吃法**　煮粥、打豆浆

👍 对"三高"患者的益处

黑米中含有丰富的花青素、铁，具有较强的抗氧化、抗衰老作用，同时能清除血液中的自由基，有助于维持血管活力。

黑米 富含膳食纤维，能减缓淀粉消化速度和餐后血糖剧烈波动；所含的硒、钾等营养素也能辅助降脂、降压。

紫米 所含的矿物质、B族维生素等，能降低血液黏稠度，还能辅助平稳控糖，适合作为糖尿病患者的主食。

吃1小饭碗

食物交换份 **2**

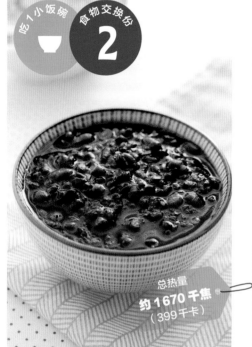

总热量
约1670千焦
（399千卡）

红豆黑米粥

原料： 黑米、红豆各60克。

做法： ❶ 黑米、红豆洗净，黑米提前浸泡3小时，红豆提前浸泡一晚。❷ 黑米和红豆放入锅中，加适量水大火煮开，转小火煮至红豆和黑米刚熟即可。

 降压关键点

黑米可与豆类或花生等坚果一起煮成粥，其含有的多种营养素不仅能降低高血压的发病率，还能预防"三高"并发症。

芝麻黑米汁

原料:黑米70克,熟黑芝麻30克。

做法: ❶ 黑米洗净, 提前浸泡1小时。
❷ 黑米和熟黑芝麻倒入豆浆机中, 加1000毫升水,选择"豆浆"模式,制成后即可直接饮用。

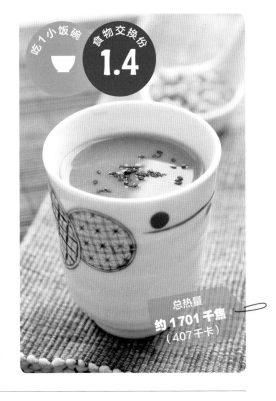

吃1小饭碗

食物交换份
1.4

总热量
约1701千焦
（407千卡）

 降压关键点

黑米中的硒可以保护心肌和血管内壁细胞,降低动脉粥样硬化及冠心病、高血压等血管疾病的发病率。

黑米松子枸杞汁

原料:黑米50克,松子仁30克,枸杞15克。

做法: ❶ 黑米洗净, 提前浸泡1小时。
❷ 黑米、松子仁、枸杞倒入豆浆机中, 加1000毫升水,选择"豆浆"模式,制成后即可直接饮用。

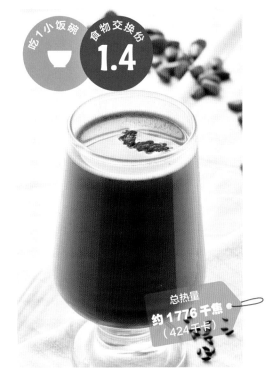

吃1小饭碗

食物交换份
1.4

总热量
约1776千焦
（424千卡）

 降压关键点

松子仁富含的不饱和脂肪酸,能促进"三高"患者对维生素E的消化吸收,还有抗氧化、辅助舒张血管的作用。

红薯

保持血管弹性，稳定血压

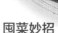

🔥 **热　量**　61千卡/每100克

💧 **升糖指数**　77（煮）　　　　　高

⬇️ **关键营养素**　钾、镁

❌ **推荐吃法**　煮粥、做点心

囤菜妙招

将表面带泥土的红薯裹在报纸或棕色纸袋中，放阴凉通风处储存，可防止腐烂过快。

红心红薯 所含的钾元素能促进代谢血液中多余的钠，起到辅助降压的作用。

白心红薯 矿物质较多，钾含量比红心红薯高，可代替部分主食使用。

紫薯 富含花青素，食用后能有效控制体内血脂和血糖的水平，还能抗氧化、护血管。

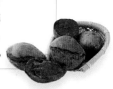

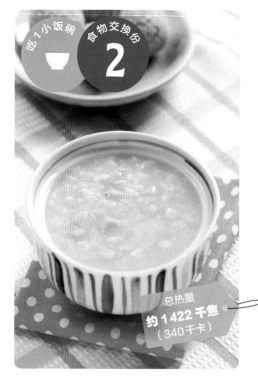

吃1小饭碗　食物交换份 **2**

总热量
约1422千焦
（340千卡）

红薯玉米粥

原料: 红薯200克，鲜玉米粒100克，粳米30克。

做法: ❶ 红薯洗净，去皮切小丁；粳米洗净。❷ 红薯丁、鲜玉米粒和粳米倒入锅中，加适量水大火煮开，转小火煮至粳米和玉米粒熟即可。

⬇️ **降压关键点**

白心红薯钠含量比红心红薯高，高血压并发心血管疾病的患者可以选择红心红薯。

红薯球

原料:红薯500克,熟白芝麻30克,糯米粉、植物油各适量。

做法: ❶ 红薯洗净,去皮切薄片,上蒸锅蒸熟,放入大碗中,趁热捣成泥状。❷ 红薯泥中加糯米粉,搅匀后揉成团,再分成数个小红薯球,裹上一层熟白芝麻。❸ 油锅烧热,放入红薯球,大火定型,转小火炸至变色,出锅控油即可。

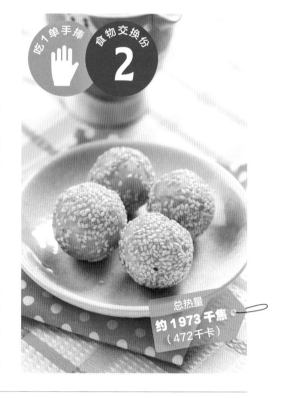

吃1单手捧

食物交换份
2

总热量
约1973千焦
(472千卡)

少油小窍门

如果不想吃过于油腻的油炸食品,可以将红薯球放在空气炸锅或烤箱中烤熟,这样用油量会少得多。

南瓜红薯饭

原料:南瓜、红薯各200克,粳米100克,小米50克。

做法: ❶ 粳米、小米分别洗净;南瓜去皮去瓤,洗净切小丁;红薯洗净,去皮切小丁。❷ 粳米、小米和南瓜丁、红薯丁放入电饭锅中,加适量水煮熟即可。

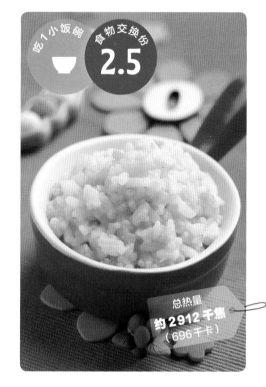

吃1小饭碗

食物交换份
2.5

总热量
约2912千焦
(696千卡)

控糖小窍门

相比米饭,南瓜、红薯热量低,而且饱腹感强。因此煮饭时可以用南瓜、红薯替代部分粳米。

山药

保护血管，提高代谢率

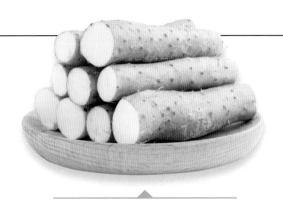

- 🔥 **热　　量**　57千卡/每100克
- 💧 **升糖指数**　51（薯蓣科）　低
- 〽️ **关键营养素**　多巴胺、膳食纤维、黏液蛋白
- ✖️ **推荐吃法**　炒食、煮粥

👍 对"三高"患者的益处

山药中含有多种消化酶，有助于促进蛋白质和淀粉的分解，提高人体新陈代谢率，减少皮下脂肪的沉积。

菜山药 水分多，所含的黏液质、消化酶等可预防心血管内脂肪沉积，还能提高人体新陈代谢率。

铁棍山药 所含的多巴胺有助于降低血压，保护血管，对高血压患者非常有益。

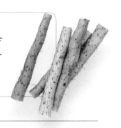

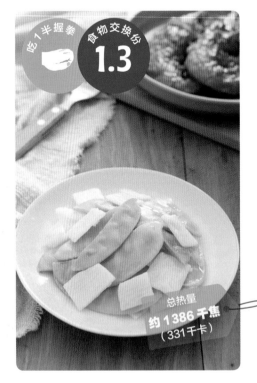

吃1半握拳

食物交换份 **1.3**

总热量 **约1386千焦** （331千卡）

山药炒扁豆

原料: 山药、扁豆各300克，植物油、盐各4克。

做法: ❶ 山药去皮，洗净切片；扁豆去老筋，洗净，入开水锅焯至半熟，捞出沥干。❷ 油锅烧热，放入山药片和扁豆翻炒，出锅前加盐调味即可。

减脂关键点

山药和扁豆升糖指数较低，热量也不高，还富含膳食纤维，炒食不仅能减少脂肪摄入，还能防治便秘。

山药蛋黄粥

原料：粳米80克，山药100克，生鸡蛋黄1个（约20克），植物油、盐各2克。

做法：❶ 山药去皮，洗净切片；粳米洗净，加植物油拌匀。**❷** 粳米与山药片放入锅中，加适量水大火煮开，转小火熬煮至熟。**❸** 生鸡蛋黄倒入粥中搅拌均匀，加盐煮开即可。

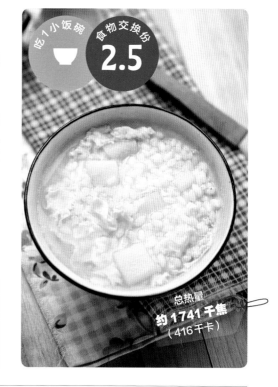

吃1小饭碗 食物交换份 2.5

总热量 约 **1741千焦**（416千卡）

控糖小窍门

山药可代替部分主食，每次食用量不宜过多，以免腹胀。山药粥也不要煮得太烂，以免食用后血糖升高过快。

紫甘蓝山药

原料：山药、紫甘蓝各300克，桂花、木糖醇各适量。

做法：❶ 山药洗净，蒸熟，放凉去皮，切长段。**❷** 紫甘蓝洗净，切碎，用榨汁机打成汁，放入木糖醇。**❸** 山药段浸泡于紫甘蓝汁中1~2小时至均匀上色，码盘后撒上桂花即可。

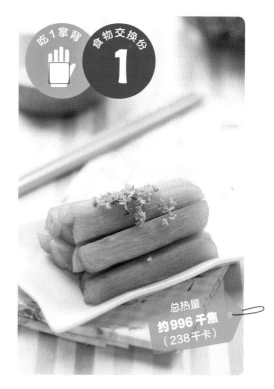

吃1掌背 食物交换份 1

总热量 约 **996千焦**（238千卡）

控糖小窍门

木糖醇的升糖指数约为20，是麦芽糖、葡萄糖的1/5左右，是适合糖尿病患者的代糖食品，有甜味，但热量很低。

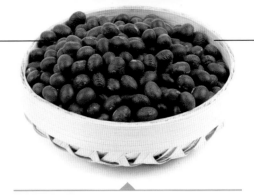

黑豆

促进胰岛素分泌

🔥 **热 量** 401千卡/每100克

▮▮▮▮▮▯▯▯▯▯▯

🔥 **升糖指数** 46（汤）

🔽 **关键营养素** B族维生素、钙、钾

❌ **推荐吃法** 煮粥、打豆浆、做汤

👍 **对"三高"患者的益处**

黑豆含有能降低胆固醇的大豆球蛋白、亚油酸，以及降低甘油三酯的亚麻酸等，对"三高"病情有一定的改善作用。黑豆还含有丰富的钾、钙，能排除人体内多余的钠，可有效帮助降低血压。

黑豆 外皮含有花青素等抗氧化物质，能清除人体内自由基，促进胰岛素分泌。推荐带皮食用。

花豆 也叫"肾豆"，高蛋白，是煲汤佳品。但淀粉含量高，"三高"患者应适量食用。

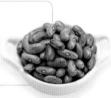

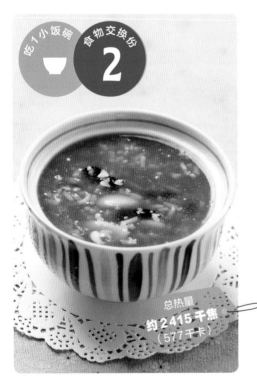

吃1小饭碗 🍚

食物交换份 **2**

总热量 **约2415千焦**（577千卡）

蒜头黑豆粥

原料: 黑豆50克，粳米100克，蒜25克。

做法: ❶ 黑豆洗净，提前浸泡一晚；蒜去皮，洗净切碎；粳米洗净。❷ 黑豆、粳米放入锅中，加适量水大火煮开。❸ 加入蒜碎，转小火煮至黑豆刚开花即可。

⬇ **控糖关键点**

蒜硒含量较高，对胰岛素的合成有一定的促进作用，有助于控制血糖，对糖尿病患者有益。其所含的大蒜素还有抑菌作用。

红枣枸杞黑豆浆

原料： 黑豆50克，红枣、枸杞各15克。

做法： ① 黑豆洗净，提前浸泡一晚；红枣洗净，去核；枸杞洗净。② 黑豆、红枣和枸杞倒入豆浆机中，加1000毫升水，选择"豆浆"模式，制成后过滤即可饮用。

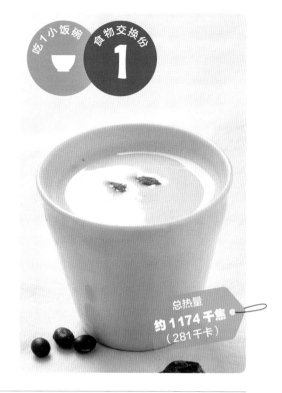

吃1小饭碗

食物交换份
1

总热量
约1174千焦
（281千卡）

 控糖小窍门

打豆浆加入红枣是为了增加浓郁的口感，但红枣含糖量和升糖指数都较高，因此用量不宜太多。

猪腰核桃黑豆汤

原料： 猪腰150克，黑豆50克，核桃仁20克，盐2克，料酒适量。

做法： ① 黑豆洗净，提前浸泡一晚；猪腰洗净，从中间切开，去除白色筋膜，切片，用料酒、盐腌制片刻。② 所有食材放入砂锅中，加适量水大火煮开，转小火煲2小时即可。

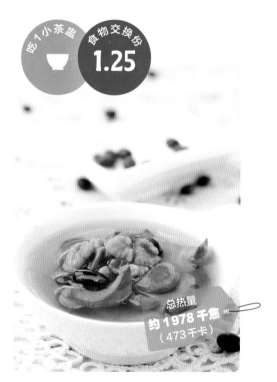

吃1小茶盅

食物交换份
1.25

总热量
约1978千焦
（473千卡）

 减脂小窍门

鲜核桃的脂肪含量是干核桃的一半，因此做这款汤时，尽量选用鲜核桃仁，同时减少用油量，这样能保证不摄入过多脂肪。

玉米

调节血液黏稠度

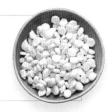

- 🔥 **热 量** 112千卡/每100克 ▮▮▯▯▯▯▯▯▯▯▯
- 💧 **升糖指数** 55（煮） ●——中——
- ⌄ **关键营养素** 膳食纤维、镁、钾
- ✕ **推荐吃法** 煮羹、清炒、凉拌

困菜妙招

剥皮时把外面的老皮剥掉，保留三层较嫩的内皮和玉米须，放入保鲜袋，排出空气，扎紧袋口，冷冻保存。

甜玉米 含有丰富的膳食纤维和B族维生素等，有利于舒张血管，预防血压升高，还能调节血液黏稠度。

糯玉米 煮后黏软富有糯性，且赖氨酸含量高，能调节"三高"患者代谢平衡。

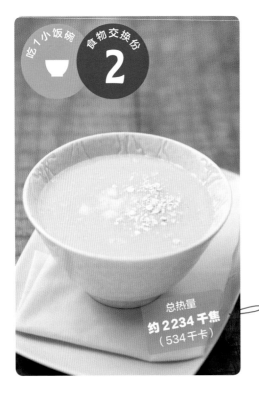

吃1小饭碗

食物交换份 **2**

总热量
约2234千焦
（534千卡）

玉米燕麦羹

原料： 玉米糁、燕麦片各80克。

做法： ❶玉米糁放入锅中，加适量水大火煮开。❷放入燕麦片，转小火煮至玉米糁变软即可。

 控糖小窍门

玉米糁的热量和碳水化合物含量是鲜玉米粒的3倍左右，糖尿病患者可以改用碎的鲜玉米粒煮粥。

松子豌豆玉米

原料: 鲜玉米粒250克,熟豌豆80克,胡萝卜200克,松子仁10克,盐、植物油各3克。

做法: ❶ 鲜玉米粒洗净;胡萝卜洗净,去皮切丁。❷ 油锅烧热,下松子仁翻炒片刻,盛出待冷却。❸ 油锅中加鲜玉米粒、熟豌豆、胡萝卜丁翻炒,出锅前加盐调味,撒上炒过的松子仁即可。

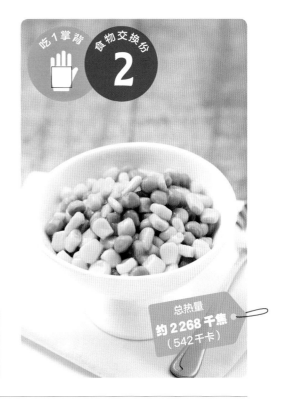

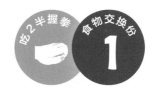
吃1掌背　食物交换份 **2**

 控糖小窍门

干玉米粒的热量和碳水化合物含量较高,因此炒菜、做汤最好选用鲜玉米粒。

总热量
约2268千焦
(542千卡)

紫甘蓝玉米沙拉

原料: 紫甘蓝、红甜椒、青椒各20克,甜玉米粒100克,无糖酸奶220克。

做法: ❶ 紫甘蓝洗净,切丝;红甜椒、青椒分别洗净,切丁。❷ 紫甘蓝丝、红甜椒丁、青椒丁、甜玉米粒入开水锅焯一下,捞出沥干,放入碗中,加无糖酸奶拌匀即可。

吃2半握拳　食物交换份 **1**

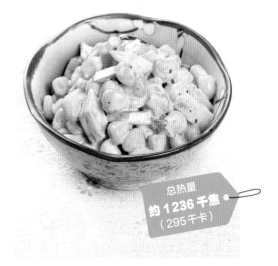

 降压关键点

这道沙拉的食材热量很低,其中紫甘蓝富含花青素、维生素E等,有助于清除人体内自由基,保护心血管健康。

总热量
约1236千焦
(295千卡)

红豆

利尿减脂

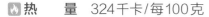

🔥 **热　量**　324千卡/每100克

💧 **升糖指数**　45　<低>

🔽 **关键营养素**　膳食纤维、B族维生素

❌ **推荐吃法**　做汤、做点心

👍 **对"三高"患者的益处**

红豆有消肿利尿的作用，对缓解心脏病、肾病水肿等并发症有一定的益处。

红豆 富含铁、锌、钾、膳食纤维等，可预防高血压并发肥胖症，还有助于降低人体内胆固醇。

赤小豆 主要用于中药材，常与红豆混用，钾含量比绿豆高，可辅助高血压患者利尿排钠。

红芸豆 富含花色苷和皂苷，对关节炎发作的"三高"患者能起到一定的消炎、缓解疼痛的功效。

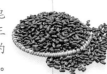

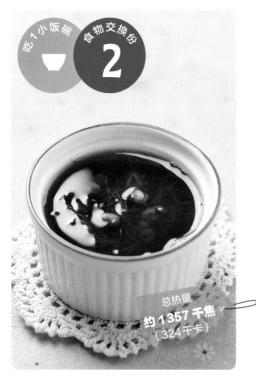

吃1小饭碗

食物交换份 **2**

总热量 **约1357千焦** （324千卡）

红豆玉米须汤

原料：玉米须60克，红豆100克。

做法： ❶ 红豆洗净，提前浸泡一晚；玉米须洗净。❷ 红豆、玉米须放入锅中，加适量水大火煮开，转小火煮至红豆刚开花即可。

降压关键点

这道汤中的玉米须是一味常用的中药，用它煮水喝能利尿消肿，对平稳血压有帮助。

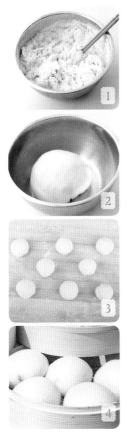

吃1拳头

食物交换份

2.5

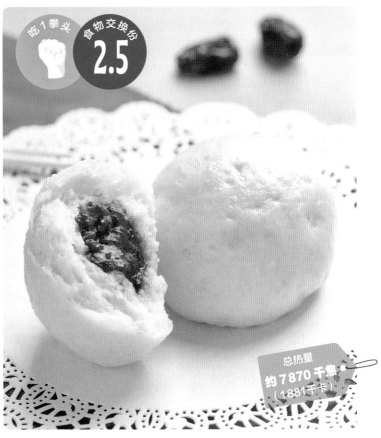

总热量
约**7870千焦**
（1881千卡）

豆沙包

原料:面粉400克,牛奶220克,木糖醇15克,酵母35克,红豆沙50克。

做法: ❶ 将面粉、木糖醇混合,将酵母溶于牛奶,冲入面粉（图1）,揉成面团,加盖保鲜膜,放置温暖处,发酵至约两倍大。❷ 面团加入适量干面粉,反复揉搓排气,揉至光滑,收圆（图2）。❸ 将面团搓成长条,分成若干个面剂子,将面剂子擀开成面皮,放上红豆沙,包紧,收圆,做成豆沙包生坯（图3）。❹ 将生坯码放在蒸锅中（图4）,静置15分钟,开大火,上汽后转中火蒸20分钟,关火闷5分钟后即可开盖。

 控糖小窍门

豆沙的热量比红豆略低,"三高"患者可以少量吃。如果想更放心,做豆沙包时可以用木糖醇代替白糖。

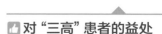

薏米

降脂、祛湿好食材

🔥 **热　　量**　361千卡/每100克

▮▮▮▮▮▮▯▯▯▯▯

▽ **关键营养素**　膳食纤维、B族维生素、硒

✕ **推荐吃法**　煮粥、做汤

👍 **对"三高"患者的益处**

薏米有减脂除湿的功效，其所含的硒能维持胰岛素分泌功能，调节血糖。适合"三高"合并心脑血管疾病患者食用。

薏米 是利水除湿的代表食材，其所含的膳食纤维能促进肠蠕动，预防便秘。

芡实米 可辅助治疗"三高"患者腰膝痹痛，还能起到养肾补脾的作用。

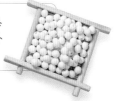

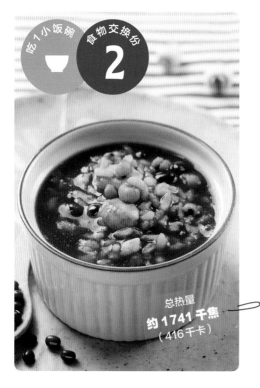

吃1小饭碗

食物交换份 **2**

总热量 **约1741千焦** （416千卡）

红豆薏米莲子粥

原料: 薏米、红豆各30克，粳米60克，莲子10克。

做法: ❶ 薏米、红豆分别洗净，提前浸泡一晚；粳米、莲子洗净。❷ 所有食材放入电饭锅，加适量水煮熟即可。

⬇ **控糖小窍门**

薏米比较难煮熟，煮粥前可以用清水浸泡一晚，这样煮后食用更易消化，同时也能增加饱腹感。

薏米红枣百合粥

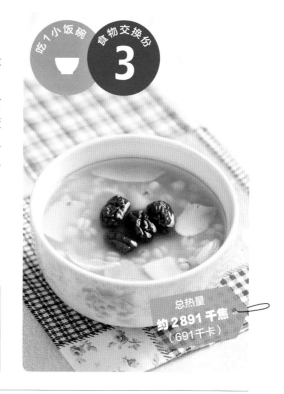

吃1小饭碗

食物交换份
3

原料: 薏米150克, 鲜百合40克, 红枣30克。

做法: ❶ 薏米洗净, 提前浸泡一晚; 鲜百合掰成片, 洗净; 红枣洗净, 去核。❷ 薏米放入锅中, 加适量水大火煮开, 转小火煮1小时。❸ 加入鲜百合片和红枣, 大火煮开, 转小火继续煮10分钟即可。

总热量
约2891千焦
(691千卡)

 控糖关键点

这道粥里的鲜百合可以促进胰岛素分泌, 同时还有宁心安神的作用, 适合睡眠不好的糖尿病患者食用。

薏米冬瓜老鸭汤

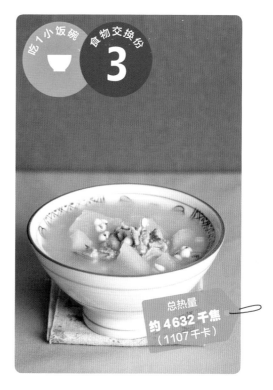

吃1小饭碗

食物交换份
3

原料: 薏米40克, 老鸭400克, 冬瓜100克, 盐5克。

做法: ❶ 老鸭洗净, 斩块, 入开水锅氽一下,去血水; 薏米洗净, 提前浸泡一晚; 冬瓜去皮去瓤, 洗净切块。❷ 老鸭块、薏米放入锅中, 加适量水大火煮开, 转小火煮至老鸭块熟, 放入冬瓜块继续炖煮, 出锅前加盐调味即可。

总热量
约4632千焦
(1107千卡)

 少油小窍门

老鸭有的部位较肥腻, 烹饪前可以将其去除, 这样下锅炖煮后汤里的油就不会太多。

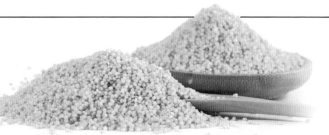

小米

补充多种矿物质和维生素

🔥 **热　　量**	361千卡/每100克	▮▮▮▮▯▯▯▯▯▯
💧 **升糖指数**	71（煮）	─────高
⤵ **关键营养素**	膳食纤维、B族维生素、镁、钾	
✖ **推荐吃法**	打豆浆、煮粥	

👍 **对"三高"患者的益处**

小米可滋补身体和促进消化，对身体虚弱、脾胃不佳的"三高"患者有很好的调补作用。

小米 所含的维生素B₁能维持血糖稳定；所含的钾、镁等矿物质能改善糖尿病患者的糖耐量。

黄米 富含蛋白质，脂肪含量比小米少，更适合煮熟后做糕点，喜欢吃点心的"三高"患者可以适量吃。

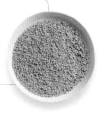

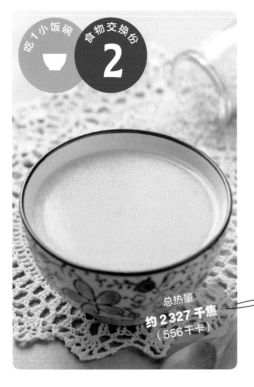

吃1小饭碗 · 食物交换份 **2**

总热量
约 **2327 千焦**
（556千卡）

豆浆小米糊

原料：小米100克，黄豆50克。

做法： ❶ 黄豆洗净，提前浸泡一晚；小米洗净。❷ 黄豆和小米倒入豆浆机，加1000毫升水，选择"米糊"模式，制成后即可直接饮用。

 控糖小窍门

小米糊有"代参汤"的美称，可滋补身体、促进消化。但建议早上或中午喝，这样对血糖影响不会太大。

花生红枣小米粥

原料:小米100克,红枣、花生各20克。

做法: ❶ 小米洗净;红枣洗净,去核。
❷ 小米、红枣、花生放入锅中,加适量水大火煮开,转小火煮至花生变软即可。

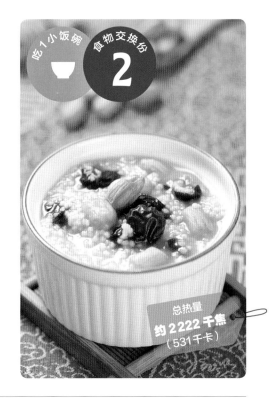

吃1小饭碗

食物交换份
2

总热量
约2222千焦
(531千卡)

 控糖小窍门

与大米粥相比,小米粥升糖指数较低,更适合糖尿病患者食用。

小米蒸排骨

原料:排骨300克,小米60克,料酒、豆瓣酱、姜丝各适量。

做法: ❶ 排骨洗净,剁成段;小米洗净。❷ 排骨段加豆瓣酱、料酒、姜丝拌匀,装入蒸碗内,再放入小米拌匀。❸ 上蒸锅蒸熟,装盘即可。

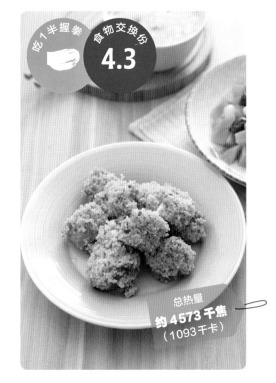

吃1半握拳

食物交换份
4.3

总热量
约4573千焦
(1093千卡)

 减盐小窍门

豆瓣酱虽然味道鲜美,但却含有非常高的盐分,因此拌排骨时不用另外加盐。

莜麦

保护心脑血管

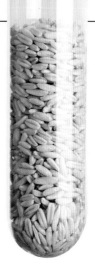

- 🔥 **热　量**　391千卡（莜麦面）/每100克
　　　　■■■■□□□□□□□
- ✅ **关键营养素**　硒、B族维生素
- ✖ **推荐吃法**　做面食
- 👍 **对"三高"患者的益处**

莜麦含有较多的亚油酸和B族维生素，具有辅助降低胆固醇、保护心脑血管的功效。

囤菜妙招

莜麦应当保存在阴凉、通风、干燥的地方。平时要注意密封好，防霉、防虫。

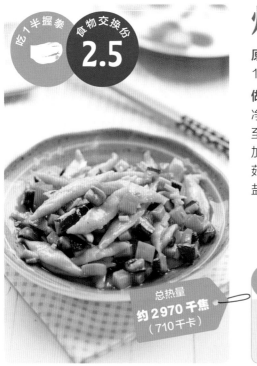

吃1半握拳

食物交换份 **2.5**

总热量
约2970千焦
（710千卡）

炒莜面鱼儿

原料： 莜面鱼儿150克，胡萝卜、香菇各100克，植物油、盐各6克，葱花适量。

做法： ❶ 胡萝卜洗净，去皮切丁；香菇洗净，去蒂切丁。❷ 莜面鱼儿入开水锅煮至稍软，捞出过凉水，沥干。❸ 油锅烧热，加葱花爆香，加入焯水后的胡萝卜丁和香菇丁翻炒片刻，加入莜面鱼儿，出锅前加盐调味即可。

⬇ 控糖关键点

莜麦含有人体必需的多种氨基酸及丰富的维生素、矿物质，且含糖量较低，是糖尿病患者的理想食品。

第四章

蔬菜类，
低碳水化合物的
放心多吃

　　根据"彩虹原则"，人们每天最好都能吃出一道"彩虹"。因为蔬菜有很丰富的颜色，所以"三高"患者吃蔬菜，种类要尽量丰富，并且要多吃深色蔬菜，如紫色的茄子、洋葱，深绿色的菠菜等。蔬菜中所含的膳食纤维和维生素可以延长碳水化合物的分解时间，从而延迟糖分在小肠内的吸收，进而延缓餐后血糖骤升。要特别注意的是，吃了土豆、山药等碳水化合物含量较高的蔬菜，要相应地减少主食的摄入。

推荐每天吃300~500克蔬菜

如果只吃富含淀粉的根茎类蔬菜，按照500克的量来吃就太多了。所以食用蔬菜重在搭配，深色蔬菜为150~250克，另外搭配其他种类和颜色的蔬菜，即可满足一天的需求。生食可按照单手捧、双手捧等为单位来测量，熟食可按照半握拳为单位来测量。

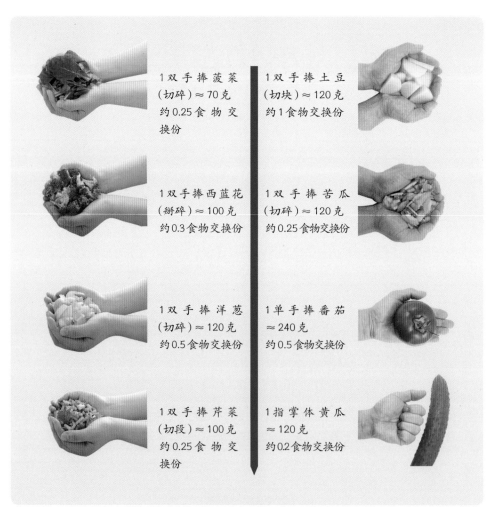

1双手捧菠菜（切碎）≈70克约0.25食物交换份

1双手捧土豆（切块）≈120克约1食物交换份

1双手捧西蓝花（掰碎）≈100克约0.3食物交换份

1双手捧苦瓜（切碎）≈120克约0.25食物交换份

1双手捧洋葱（切碎）≈120克约0.5食物交换份

1单手捧番茄≈240克约0.5食物交换份

1双手捧芹菜（切段）≈100克约0.25食物交换份

1指掌体黄瓜≈120克约0.2食物交换份

蔬菜手测量法图示

先吃低碳水化合物、高膳食纤维的蔬菜

吃饭时，"三高"患者尤其是糖尿病患者可以先吃并适当多吃一些低碳水化合物的蔬菜，然后再吃肉类、主食。因为蔬菜中含有丰富的膳食纤维和维生素，可以延长碳水化合物的分解时间，从而延迟糖分在小肠内的吸收，进而延缓餐后血糖骤升。另外，这样的进餐顺序容易饱腹，从而降低热量的摄入。低碳水化合物的蔬菜有黄瓜、丝瓜、苦瓜、冬瓜、大白菜、菠菜、油菜、生菜、卷心菜、白萝卜、西葫芦、茄子、绿豆芽等。

 25克米饭（熟重）的热量 ≈ 60克豌豆（生重）的热量 ≈ 50克莲藕（生重）的热量 ≈ 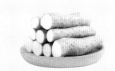 60克山药（生重）的热量

高碳水化合物的蔬菜可替换部分主食

不是只有米面才属于主食，很多蔬菜的主要营养成分也是碳水化合物，这类蔬菜可以替换部分米面类主食。

豆类蔬菜。如豌豆、蚕豆、刀豆、毛豆等，它们不宜作为蔬菜大量食用。要注意，豌豆、蚕豆、毛豆每100克可食部分的热量都高于100千卡，如果吃了这些蔬菜，就得相应少吃点儿主食。而刀豆的热量不到蚕豆的一半，适合"三高"患者食用。

根茎类蔬菜。如山药、土豆、莲藕、芋头等，这些是典型的高碳水化合物蔬菜（有时候也会被归为薯类），它们多数每100克可食部分的热量低于100千卡，如果"三高"患者某顿饮食中有这些蔬菜，就要相应少吃点儿主食。

果实类蔬菜。果实类蔬菜中，碳水化合物含量比较高的有菱角。菱角是很多人喜欢吃的解馋小零食，每100克可食部分的热量约为100千卡，含碳水化合物20克左右，和米饭相当。所以，"三高"患者吃菱角时，适量即可，千万不要过量。

番茄

蔬菜中的降压明星

- 🔥 **热　　量** 15千卡/每100克 ▮▯▯▯▯▯▯▯▯▯▯
- 💧 **升糖指数** 15 ⬤低
- ☑ **关键营养素** 番茄红素、维生素C、膳食纤维
- ❎ **推荐吃法** 凉拌、炒食、做汤

囤菜妙招

番茄蒂朝下，室温下干燥储存，或者放冰箱冷藏，可延长储存时间。

番茄 低热量、低碳水化合物，所含的番茄红素能阻止胆固醇合成。不管是生吃还是做菜，都很适合"三高"患者。

樱桃番茄 酸甜生津，可以当水果吃，能辅助降压、减脂、控糖，适合食欲缺乏的"三高"患者。

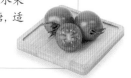

吃1半握拳
食物交换份
0.6

凉拌番茄

原料：番茄500克，木糖醇6克。

做法： ❶ 番茄洗净，切块。❷ 放入盘中，撒上木糖醇稍拌即可。

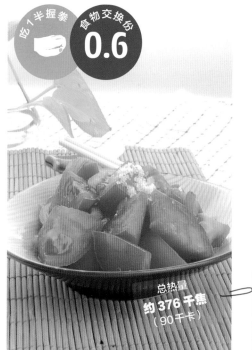

总热量
约376千焦
（90千卡）

⬇ 控糖小窍门

糖尿病患者如果想吃这道凉拌菜，不要放糖，用木糖醇替代，这样既有甜味，热量又很低。

茄汁菜花

原料：番茄400克，菜花300克，植物油6克，盐4克。

做法： ❶ 番茄洗净，切块；菜花洗净，掰小朵。❷ 菜花入开水锅焯1分钟，捞出过凉水，沥干。❸ 油锅烧热，放入菜花、番茄块，翻炒至番茄出汁，大火收汁，加盐调味即可。

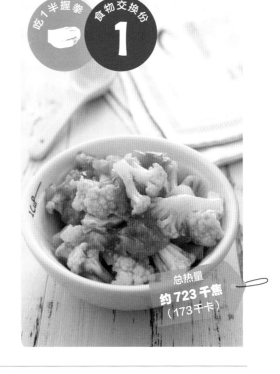

吃1半握拳　食物交换份　**1**

总热量
约723千焦
（173千卡）

减盐小窍门

用番茄炒菜，番茄自身的酸甜口感就可以给菜肴调味，这样能减少盐的摄入量。

罗宋汤

原料：番茄150克，胡萝卜、卷心菜各100克，黄油3克，番茄酱适量。

做法： ❶ 番茄、胡萝卜分别洗净，去皮切丁；卷心菜洗净切丝。❷ 锅中放入黄油，中火加热，待黄油半熔后，加入番茄丁，炒出香味，再加番茄酱。❸ 锅中加水，放入胡萝卜丁，炖煮至胡萝卜丁绵软、汤汁浓稠。❹ 加入卷心菜丝，再煮10分钟即可。

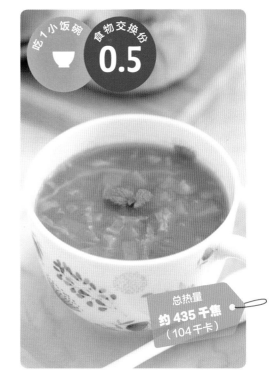

吃1小饭碗　食物交换份　**0.5**

总热量
约435千焦
（104千卡）

减脂小窍门

黄油热量较高，如果烹饪时要用到，建议早餐或午餐吃。白天人体新陈代谢较快，可以减少脂肪囤积。

茄子

保护血管弹性

🔥 **热　量**　23千卡/每100克
　　　　▮▯▯▯▯▯▯▯▯▯▯

💧 **升糖指数**　15　━━ 低

🔻 **关键营养素**　钾、维生素P、膳食纤维

❌ **推荐吃法**　凉拌、清蒸

囤菜妙招

对青椒、茄子、冬瓜等蔬菜，可将其表面擦干，用纸巾包裹放在保鲜袋内，再扎紧袋口放冰箱冷藏。

长茄子 所含的钾有助于维持人体内钠、钾平衡，预防高血压；维生素P有保护心血管的作用，可以预防"三高"并发心脑血管疾病。

圆茄子 铁、锌含量较长茄子高，水分较少，膳食纤维较粗，有一定的降低胆固醇、抗氧化作用。

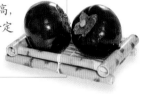

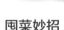

吃1半握拳

食物交换份 **1**

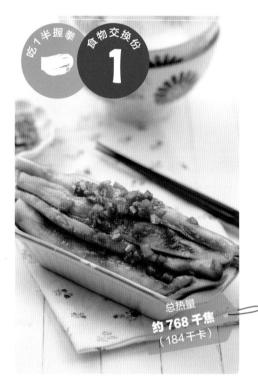

总热量
约768千焦
（184千卡）

蒜蓉茄子

原料：长茄子600克，青椒、红甜椒各100克，盐6克，蒜蓉、醋各适量。

做法： ❶ 茄子洗净，上蒸锅蒸熟；青椒、红甜椒分别洗净，去子切碎。❷ 青椒碎、红甜椒碎和所有调料拌匀，制成调味汁。❸ 蒸好的茄子切成条状，装盘，淋上调味汁即可。

 少油小窍门

凉拌或清蒸茄子的热量和脂肪含量比爆炒、油焖茄子低，更适合"三高"患者食用。

番茄烧茄子

原料: 番茄、茄子、青椒各250克,植物油6克,盐、木糖醇各5克,姜末、酱油各适量。

做法: ❶ 茄子、番茄分别洗净,切块;青椒洗净,去子切片。❷ 油锅烧热,下姜末爆香,再放入茄子块煸炒至变软,盛出。❸ 另起油锅烧热,放入番茄块翻炒,加盐、木糖醇、酱油,再放入茄子块、青椒片继续翻炒,直至番茄块的汤汁全部炒出即可。

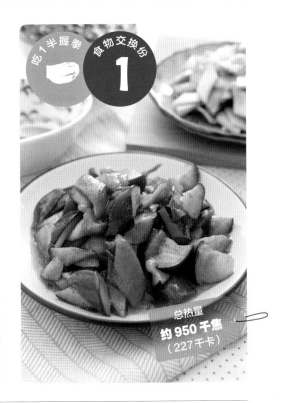

吃1半握拳
食物交换份 **1**

总热量
约950千焦
(227千卡)

 少油小窍门

炒茄子前,可以把茄子放开水锅焯一下,因为焯水后的茄子吸油量会减少,还可以更快熟透出锅。

苦瓜炒茄子

原料: 苦瓜、茄子各300克,红甜椒40克,植物油、盐各5克,酱油、葱花、蒜蓉各适量。

做法: ❶ 茄子、红甜椒分别洗净,切条;苦瓜洗净,去瓤切条。❷ 油锅烧热,下葱花、蒜蓉爆香,放入茄条翻炒至半透明状,加苦瓜条翻炒至软。❸ 加红甜椒条、酱油、盐,翻炒均匀即可。

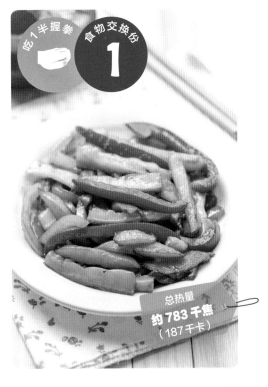

吃1半握拳
食物交换份 **1**

总热量
约783千焦
(187千卡)

 降压关键点

茄子所含的维生素P是一种类黄酮物质,不仅能辅助控糖,还可以保护血管,维持血管弹性。

芹菜

润肠，通便，调血压

🔥 **热　　量**　17千卡(西芹)/每100克
▮▮□□□□□□□□□□

💧 **升糖指数**　15　低

▽ **关键营养素**　膳食纤维、钾、磷

✕ **推荐吃法**　凉拌、做汤、榨汁

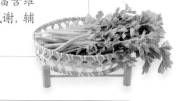

闽菜妙招

对茎较长的蔬菜，如芹菜、芦笋、莴笋等，可在根部洒点水，用保鲜膜全部包裹住，放冰箱冷藏，可保存7~10天。

西芹 所含的营养素能调节血压，还能帮助通便，排除肠道中多余的脂肪，从而降低胆固醇。

香芹 有利尿消肿的功效，富含维生素C，能抗氧化、促进代谢，辅助降"三高"。

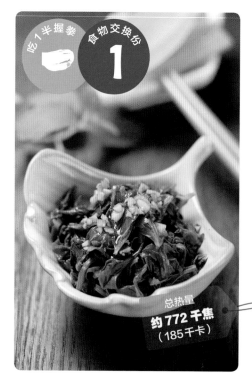

吃1半握拳

食物交换份
1

总热量
约772千焦
(185千卡)

凉拌芹菜叶

原料：芹菜叶400克，盐4克，香油5克，蒜蓉适量。

做法： ❶芹菜叶洗净，入开水锅焯熟，捞出沥干，装盘。❷加香油、盐、蒜蓉拌匀即可。

 减脂小窍门

择芹菜时不要丢弃芹菜嫩叶，因为芹菜嫩叶所含的膳食纤维比芹菜茎要多，食用后有助于控糖和减脂。

芹菜竹笋肉丝汤

原料: 芹菜400克,竹笋、猪瘦肉丝各100克,盐4克,干淀粉、高汤、料酒各适量。

做法: ❶ 芹菜洗净,切段;竹笋洗净,切丝;猪瘦肉丝洗净,用料酒、干淀粉腌5分钟。❷ 高汤倒入锅中,大火煮开,放入芹菜段、竹笋丝,加适量水煮至芹菜变软,再加入猪瘦肉丝。❸ 待汤再次煮开,肉丝熟透,加盐调味即可。

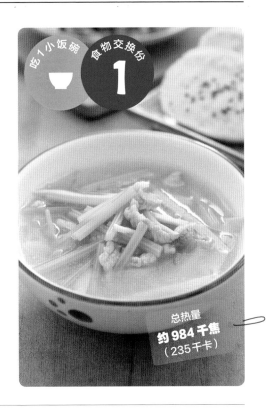

吃1小饭碗 食物交换份 **1**

总热量
约984千焦
(235千卡)

 少油小窍门

如果高汤表面有一层油,最好撇去。高汤里也含有一定量的油脂,因此做这道汤不用额外放油。

芹菜菠萝汁

原料: 芹菜300克,菠萝肉200克。

做法: ❶ 芹菜洗净,切段;菠萝肉切块,用盐水浸泡片刻。❷ 芹菜段和菠萝块放入榨汁机中,加800毫升水搅打成汁即可。

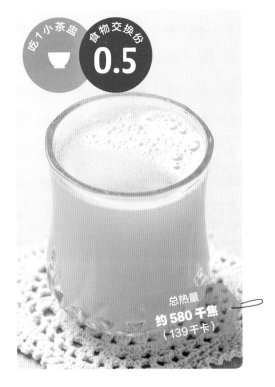

吃1小茶盅 食物交换份 **0.5**

总热量
约580千焦
(139千卡)

 控糖关键点

新鲜芹菜榨汁能最大限度地保留营养,饮用后能有效改善血糖水平。也可将芹菜切段煮水代茶饮,同样有一定的控糖作用。

洋葱

利尿降压，改善血液循环

🔥 **热　　量**　40千卡/每100克

■■■□□□□□□□□□

☑ **关键营养素**　槲皮素、钾
☒ **推荐吃法**　炒食、做点心

👍 **对"三高"患者的益处**

洋葱中含有一种天然的血液稀释剂，有抑制血液凝结并刺激人体胰岛素合成的作用，可促进人体内糖的利用和代谢。

红皮洋葱 所含的槲皮素等黄酮类物质，能保持血管弹性，改善血液循环，还能缓解糖尿病症状。

白皮洋葱 胡萝卜素含量比紫皮洋葱高，钾含量也较丰富，有降压、减脂、抗氧化的功效。

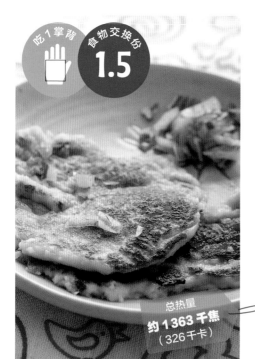

吃1掌背

食物交换份 **1.5**

总热量
约 **1363 千焦**
（326千卡）

肉泥洋葱饼

原料：洋葱200克，猪肉泥100克，胡萝卜30克，植物油10克，盐4克，面粉、葱花各适量。

做法： ❶ 洋葱去皮，洗净切碎；胡萝卜洗净，去皮切碎。❷ 面粉、猪肉泥、洋葱碎、胡萝卜碎、葱花倒入大碗中，加盐和适量水搅成糊状。❸ 油锅烧热，舀入适量面糊，用小火煎，双面煎熟即可。

 少油小窍门

建议用电饼铛或不粘锅摊饼，在锅内刷一层薄油即可。

洋葱炒河虾

原料: 洋葱300克,河虾100克,植物油6克,盐4克,姜片、酱油、香油各适量。

做法: ① 洋葱去皮,洗净切段;河虾处理干净。② 油锅烧热,下姜片爆香,放入洋葱段与河虾翻炒。③ 加酱油、盐调味,出锅前淋香油翻炒几下即可。

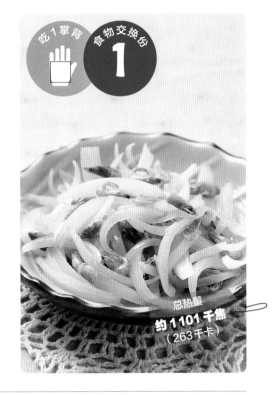

吃1掌背 食物交换份 1

总热量
约1101千焦
(263千卡)

 减盐小窍门

如果做菜时使用了酱油,可以相应减少盐的用量。酱油可以选钠含量低的。

鸡肉洋葱饭

原料: 洋葱、鸡胸肉各200克,米饭300克,土豆丁、胡萝卜丁、植物油、盐各4克,黑胡椒粉、酱油各适量。

做法: ① 鸡胸肉洗净,切丁;洋葱去皮,洗净切丁。② 鸡丁加盐、酱油腌制15分钟。③ 油锅烧热,放入鸡丁、土豆丁、胡萝卜丁、洋葱丁炒熟,出锅前加盐、黑胡椒粉调味,再把鸡肉洋葱浇在米饭上即可。

吃1小茶盅 食物交换份 2

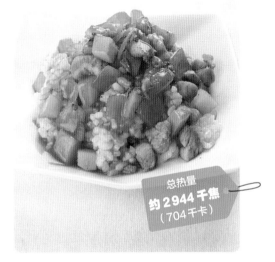

总热量
约2944千焦
(704千卡)

 减脂关键点

这道主食中有蔬菜、肉类、谷物,配料丰富,热量较高,食用的话要相应减少其他食物的摄入。

青椒

降低心脑血管疾病风险

🔥 **热　　量**　26千卡/每100克

▮▯▯▯▯▯▯▯▯▯▯

💧 **升糖指数**　15　▬低▬

🔽 **关键营养素**　维生素C、硒、钾

✖ **推荐吃法**　凉拌、炒食

📋 对"三高"患者的益处

青椒营养丰富,热量低,非常适合"三高"人群食用。青椒含有一定量的硒,硒能保护和改善胰腺功能,稳定血糖。

青椒 富含维生素C、钾等营养素,具有预防高血压、维持血糖水平等功效。

红甜椒 适合凉拌、清炒,可抗氧化,促进人体内细胞活化,有消除疲劳等功效。

黄甜椒 果肉厚、肉质脆,含膳食纤维等,可降脂降压,为身体补充维生素。

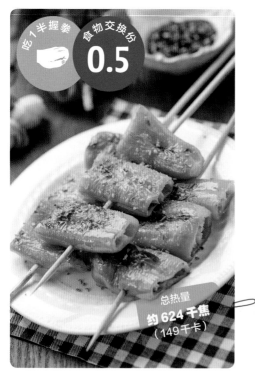

吃1半握拳

食物交换份 **0.5**

总热量
约624千焦
(149千卡)

烤青椒

原料: 青椒400克,植物油5克,孜然粉、椒盐粉、辣椒粉各适量。

做法: ❶ 青椒洗净,沥水,切掉两端,去子。❷ 青椒用竹签串上,刷一层薄油,放在烤网上小火烘烤。❸ 根据个人口味撒适量孜然粉、椒盐粉、辣椒粉即可。

⬇ 减盐小窍门

孜然粉、椒盐粉、辣椒粉是口味较重的调味品,"三高"患者不宜多放,撒一面即可。

糖醋双椒

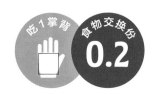

吃1掌背 食物交换份 0.2

原料：青椒、红甜椒各150克，白糖、盐各1克，醋适量。

做法： ❶ 青椒、红甜椒分别洗净，去子切丝。❷ 青椒丝、红甜椒丝入开水锅焯1分钟，捞出过凉水，沥干。❸ 青椒丝、红甜椒丝装盘，加白糖、盐、醋拌匀即可。

 减盐小窍门

酸甜带点儿辣的口味可以增进食欲，因此就算不放盐，这道菜也不会清淡无味。糖尿病患者偶尔吃糖醋类的菜，少放点儿白糖或改放代糖就可以。

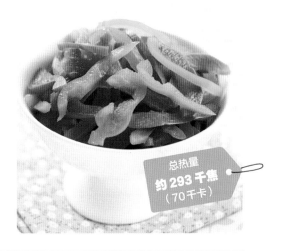

总热量
约293千焦
（70千卡）

青椒木耳炒洋葱

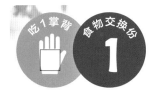

吃1掌背 食物交换份 1

原料：青椒、洋葱各250克，干黑木耳3克，植物油、盐各2克。

做法： ❶ 青椒洗净，去子切片；洋葱去皮，洗净切片；干黑木耳泡发，撕小朵，入开水锅焯1分钟，捞出过凉水，沥干。❷ 油锅烧热，放入洋葱炒软。❸ 放入青椒片和黑木耳大火快炒，出锅前加盐炒匀即可。

 减脂小窍门

大火快炒，待所有食材熟透后就可以起锅，这样能最大限度减少维生素的流失，也可以减少油脂的摄入。

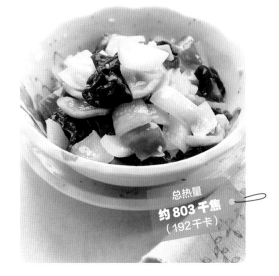

总热量
约803千焦
（192千卡）

胡萝卜

预防血管病变

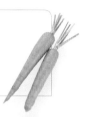

- 🔥 **热量** 39千卡/每100克
  ▮▯▯▯▯▯▯▯▯▯
- 🌡 **升糖指数** 71 ▬▬▬▬▬▬高
- ⬇ **关键营养素** β–胡萝卜素、膳食纤维、钾、铁
- ✖ **推荐吃法** 做汤、炒食、炖煮

👍 **对"三高"患者的益处**
富含β–胡萝卜素、膳食纤维，可抗氧化、维持血管健康，还对预防糖尿病并发眼病有益。

胡萝卜 味道甘甜，适合炒食或炖煮食用，和肉类或植物油一起烹饪，有利于维生素A原的吸收。

手指胡萝卜 被称为"小人参"，质脆味美，适合生食，维生素含量较高，能促进血管通畅。

吃1小饭碗 食物交换份
2

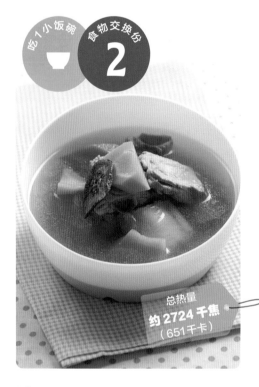

总热量
约2724千焦
（651千卡）

胡萝卜牛蒡排骨汤

原料： 排骨200克，牛蒡50克，胡萝卜80克，盐2克。

做法： ❶ 胡萝卜、牛蒡分别洗净，胡萝卜去皮切块；排骨洗净，剁块。❷ 锅中放入排骨块，加适量水大火煮开至起浮沫，捞出排骨冲洗干净，沥干。❸ 另起一锅，放入排骨块、牛蒡、胡萝卜块，加适量水大火煮开，转小火炖煮2小时，加盐调味即可。

 控糖关键点

牛蒡含有丰富的膳食纤维，能加快食物通过胃肠道，减少吸收，从而稳定血糖。同时也有防治便秘的作用。

三丝炒腐竹

原料:腐竹100克,黄瓜、胡萝卜各50克,土豆80克,植物油、盐各2克,姜片适量。

做法: ❶ 腐竹泡好洗净,切段;胡萝卜、土豆分别洗净,去皮切丝;黄瓜洗净,切丝。❷ 油锅烧热,下姜片爆香,放入土豆丝翻炒,再放入腐竹段、胡萝卜丝、黄瓜丝翻炒至熟,加盐调味即可。

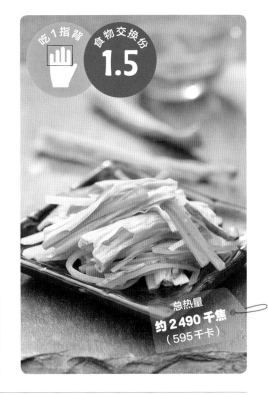

吃1指背 食物交换份 **1.5**

总热量
约2490千焦
(595千卡)

 减盐小窍门

黄瓜、胡萝卜洗净生食也很爽口,炒食不用放太多调味品,少盐快炒出锅即可,一样很美味。

胡萝卜炖牛肉

原料:牛肉300克,胡萝卜160克,植物油、盐各3克,姜末、干淀粉、酱油、料酒、葱丝各适量。

做法: ❶ 牛肉洗净,切块,用姜末、干淀粉、酱油、料酒腌制10分钟;胡萝卜洗净,去皮切块。❷ 油锅烧热,放入腌好的牛肉块翻炒,加适量水大火煮开,转中火炖煮至六成熟,放入胡萝卜块炖熟,加盐调味,撒上葱丝即可。

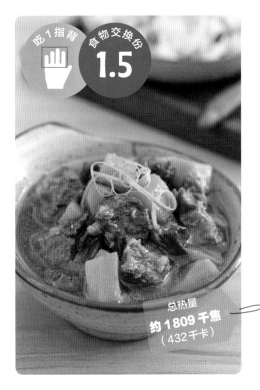

吃1指背 食物交换份 **1.5**

总热量
约1809千焦
(432千卡)

 减脂关键点

胡萝卜和牛肉搭配,不仅可以吸收牛肉中的脂肪,油脂还会使胡萝卜中的 β - 胡萝卜素析出,有利于"三高"患者吸收。

黄瓜

保护心血管，降压又降脂

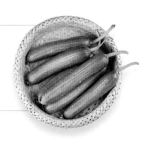

- 🔥 **热　　量**　16千卡/每100克 ▮▮▯▯▯▯▯▯▯▯▯▯▯
- 💧 **升糖指数**　15 ▭▬▭ 低
- ⌄ **关键营养素**　膳食纤维、钾
- ✕ **推荐吃法**　凉拌、炒食

👍 **对"三高"患者的益处**
黄瓜能抑制碳水化合物转化为脂肪，对控制体重非常有帮助。

黄瓜 口感甜脆，所含的丙醇二酸可以减少人体内脂肪堆积，防止肥胖发生，从而保护心血管。

水果黄瓜 对促进肠胃蠕动、降低胆固醇含量和控糖都有益，是"三高"患者的理想生食蔬菜。

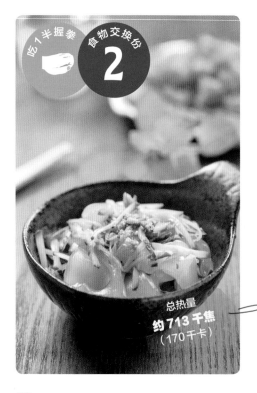

吃1半握拳

食物交换份
2

总热量
约713千焦
（170千卡）

黄瓜拉皮

原料: 黄瓜250克，拉皮150克，盐1克，香油5克，辣椒油、蒜蓉、芝麻酱、酱油、醋、芥末油各适量。

做法: ❶ 拉皮切成长条；黄瓜洗净，切丝。❷ 切好的拉皮和黄瓜丝盛入碗中。❸ 蒜蓉与辣椒油、芝麻酱、酱油、醋、芥末油、香油混合调成调味汁，倒在黄瓜丝和拉皮上，拌匀即可。

 减脂关键点

这道菜低热量、低胆固醇、低盐，好吃爽口，吃后不易发胖。

蒜蓉黄瓜

原料: 黄瓜500克,大蒜30克,香油8克,盐3克,醋适量。

做法: ❶ 黄瓜洗净,拍扁切段;大蒜去皮,洗净切碎。❷ 黄瓜段和蒜碎装入盘中,加适量盐、香油、醋,搅拌均匀即可。

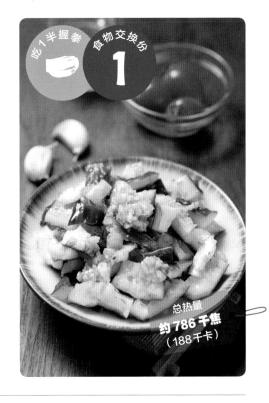

吃1半握拳 食物交换份 **1**

总热量
约786千焦
(188千卡)

 降压关键点

黄瓜可直接生食,也可以加适量蒜碎和醋凉拌,记得少放盐,这样有助于心脑血管健康。

双耳炒黄瓜

原料: 干黑木耳、干银耳各5克,黄瓜300克,植物油、盐各6克。

做法: ❶ 黄瓜洗净,切片;干银耳、干黑木耳分别泡发,洗净去蒂,入开水锅焯1分钟,捞出沥干。❷ 油锅烧热,放入银耳、黑木耳翻炒片刻,再放入黄瓜片翻炒,出锅前加盐调味即可。

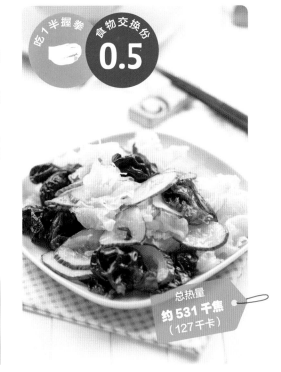

吃1半握拳 食物交换份 **0.5**

总热量
约531千焦
(127千卡)

 减脂关键点

黄瓜有减脂的功效,适合"三高"患者食用;木耳和银耳有降脂、增强免疫功能的作用,三者同食减脂效果更佳。

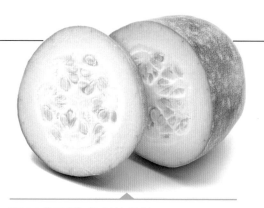

冬瓜

降压、减脂功效好

🔥 **热　　量** 10千卡/每100克

⬇ **关键营养素** 葫芦巴碱、钾、膳食纤维
✖ **推荐吃法** 炒食、做汤

👍 **对"三高"患者的益处**

冬瓜中的膳食纤维可以减缓餐后血糖升高的速度。同时，膳食纤维还可以刺激肠胃蠕动，加快新陈代谢，抑制碳水化合物转化为脂肪。

青皮冬瓜 所含的葫芦巴碱能促进人体新陈代谢，同时可抑制碳水化合物转化为脂肪。

黑皮冬瓜 钾含量较高，高血压患者食用，有助于消除水肿。

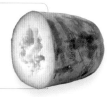

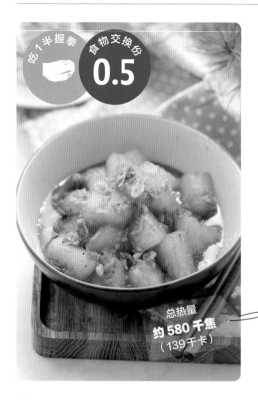

吃1半握拳

食物交换份
0.5

总热量
约580千焦
（139千卡）

蚝油冬瓜

原料: 冬瓜1000克，植物油、盐各4克，蒜蓉、虾皮、蚝油、酱油、水淀粉各适量。

做法: ❶ 冬瓜去皮去瓤，洗净切块。❷ 油锅烧热，下蒜蓉和虾皮爆香，放入冬瓜块，翻炒均匀。❸ 加蚝油、酱油、盐和少量水翻匀，大火煮开后转小火，煮至冬瓜变软。❹ 转大火，将水淀粉搅拌均匀加入，煮至汤汁浓稠即可。

 降压关键点

冬瓜具有较强的利尿作用，尤其适合因高血压并发肾脏疾病而出现水肿症状的患者食用。

菌菇冬瓜汤

原料: 冬瓜200克,鲜茶树菇、蟹味菇、白玉菇各50克,干黑木耳5克,口蘑20克,植物油、盐各2克,葱白片、姜片、蒜片、葱花各适量。

做法: ❶ 各种菇类洗净,其中口蘑切片,其他切段;干黑木耳泡发,洗净;冬瓜去皮去瓤,洗净切块。❷ 油锅烧热,下葱白片、姜片、蒜片爆香,放入各种菇类、黑木耳翻炒均匀,加适量水大火煮开,转小火煮20分钟。❸ 放入冬瓜块煮至冬瓜透明,加盐调味,出锅前撒上葱花即可。

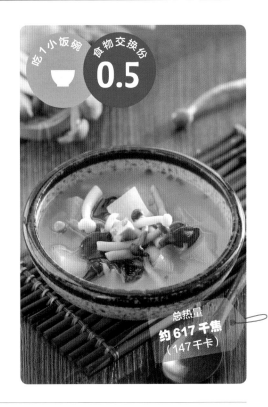

吃1小饭碗

食物交换份
0.5

总热量
约617千焦
(147千卡)

减盐小窍门

菌类食物通常比较鲜美,与富含钾的冬瓜一同煮汤,不需要放太多盐就很好喝,还能利尿消肿。

冬瓜虾球

原料: 冬瓜500克,水晶青虾仁200克,植物油3克,料酒、干淀粉、盐各适量。

做法: ❶ 冬瓜去皮去瓤,洗净切条;水晶青虾仁去虾线,洗净,用料酒、干淀粉、盐腌10分钟。❷ 油锅烧热,放入水晶青虾仁炒熟,放入冬瓜条,加盐翻炒至冬瓜熟烂即可。

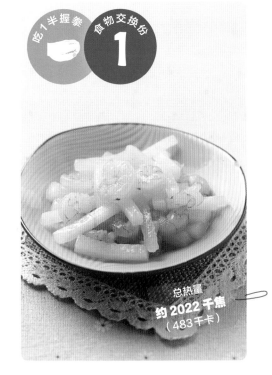

吃1半握拳

食物交换份
1

总热量
约2022千焦
(483千卡)

控糖小窍门

在夏季常用冬瓜做菜或汤,在辅助控血糖的同时,还可以消暑解渴。

海带

降压、降脂又美味

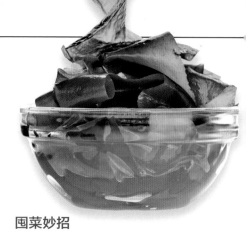

🔥 **热量** 16千卡（水发海带）/每100克

▮▮□□□□□□□□□□

✔ **关键营养素** 钾、膳食纤维、钙

✖ **推荐吃法** 凉拌、做汤

闽菜妙招
海带要即泡即吃。干海带可以放在阴凉、干燥、通风处保存。

海带（鲜）新鲜海带含有较多的甘露醇和钾，具有利尿消肿、辅助降压的作用，可防治"三高"并发肾病。

海带（干）干制海带钠含量很高，泡洗后食用对心脑血管疾病有益。

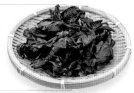

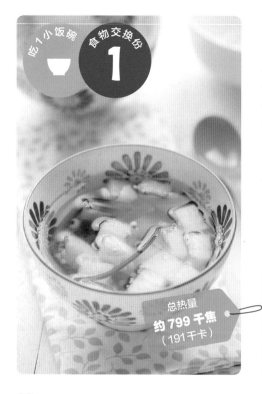

吃1小饭碗

食物交换份 **1**

总热量
约 **799 千焦**
（191千卡）

冬瓜海带薏米汤

原料： 水发海带100克，冬瓜300克，薏米40克，盐2克。

做法： ❶ 水发海带洗净，切丝；冬瓜去皮去瓤，洗净切块；薏米洗净，提前浸泡一晚。❷ 水发海带丝、冬瓜块、薏米放入锅中，加适量水大火煮开，转小火煮至食材全熟，出锅前加盐调味即可。

⬇ **降压关键点**

冬瓜和海带是常用的煲汤食材搭档，热量都较低，还含有一定量的钾、膳食纤维、钙，同煮食用对高血压有一定的防治作用。

虾皮海带丝

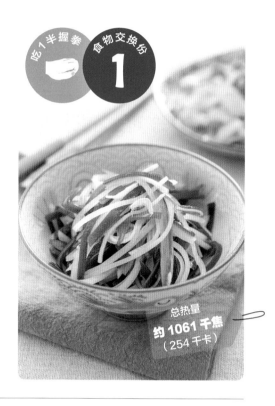

吃1半握拳 食物交换份 1

总热量
约 1061 千焦
（254 千卡）

原料: 水发海带丝200克,虾皮30克,红甜椒、土豆各150克,植物油香油各3克,姜丝、盐各适量。

做法: ❶ 红椒洗净,去子切丝; 土豆去皮,洗净切丝; 水发海带丝洗净。❷ 油锅烧热,放入红甜椒丝,小火略煎后盛出。❸ 水发海带丝、土豆丝入开水锅煮熟软,捞出过凉水,沥干,装盘。❹ 放入姜丝、虾皮及红甜椒丝,加盐、香油拌匀即可。

 减盐小窍门

> 虾皮可以提鲜,如果不想多一道泡洗虾皮的工序,建议选择无盐虾皮,既省时又能控制盐分的摄入。

猪骨海带汤

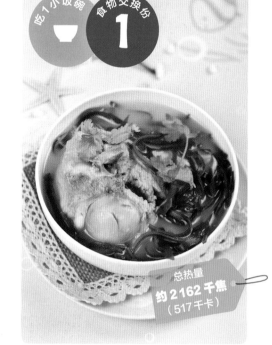

吃1小饭碗 食物交换份 1

总热量
约 2162 千焦
（517 千卡）

原料: 水发海带丝150克,猪腿骨200克,盐3克,葱段、姜片、香菜段各适量。

做法: ❶ 水发海带丝洗净;猪腿骨洗净,入开水锅汆去血水。❷ 猪腿骨、水发海带丝放入锅中,加葱段、姜片、适量水,大火煮开后转小火炖煮。❸ 待猪腿骨上的肉烂熟时,加盐调味,撒上香菜段即可。

 减脂小窍门

> 猪肉是畜肉,其瘦肉所含的氨基酸与人体所需的接近,利用率高,可去掉肥肉,只吃瘦肉。

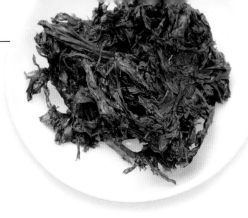

紫菜

保护血管，稳定血压

🔥 **热　　量**　250千卡/每100克

■■■□□□□□□□□

💧 **关键营养素**　膳食纤维、钾、铁、钙

✕ **推荐吃法**　做面食、做汤

囤菜妙招

将紫菜放到密封袋或密封的盒子里，放阴凉通风处保存。

紫菜 脂肪含量低，富含维生素、钾等，还含有甘露醇，有缓解水肿和辅助降压、减脂的功效。

海苔 由紫菜烤熟调味制成，浓缩了紫菜中的维生素、矿物质等营养成分，有抗氧化的作用。

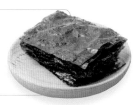

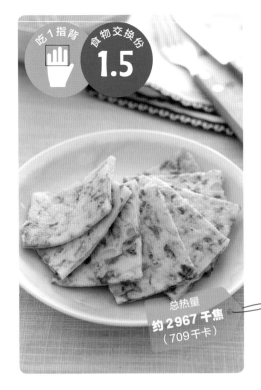

吃1指背

食物交换份 **1.5**

总热量 **约2967千焦** （709千卡）

鸡蛋紫菜饼

原料:鸡蛋4个（约200克），紫菜10克，面粉100克，植物油5克，盐2克。

做法: ❶ 鸡蛋打入碗中，搅匀；紫菜碾碎。❷ 鸡蛋液中加入面粉、紫菜、盐，调成糊状。❸ 油锅烧热，舀入适量面糊，用小火煎，双面煎熟即可。

 降压关键点

这道菜尤其适合碘缺乏者、心脑血管疾病患者。紫菜所含的多糖还可以降低血液黏稠度，从而保护血管、稳定血压。

紫菜虾皮蛋花汤

原料: 紫菜10克,鸡蛋2个(约100克),植物油、香油、盐各3克,虾皮、姜末、葱花各适量。

做法: ❶ 紫菜撕小块;鸡蛋打入碗中,搅匀。❷ 油锅烧热,下姜末爆香,放入虾皮略炒,加适量水大火煮开,放入紫菜。❸ 汤煮开后,淋入鸡蛋液,搅出蛋花,待汤再次煮开,加盐调味,撒葱花、淋香油即可。

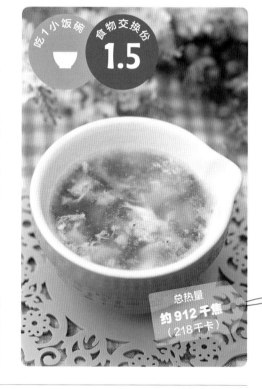

吃1小饭碗 食物交换份
1.5

总热量
约912千焦
(218千卡)

 减盐小窍门

紫菜和虾皮都很鲜,即使放少量的盐,口感也很好。

紫菜包饭

原料: 糯米100克,鸡蛋2个(约100克),寿司海苔2片(约5克),黄瓜、胡萝卜、火腿肠各10克,猪肉松5克,寿司醋、植物油各适量。

做法: ❶ 黄瓜、胡萝卜洗净,切长条;火腿肠切长条;鸡蛋打入碗中,搅匀。❷ 糯米洗净,上蒸锅蒸熟,倒入寿司醋拌匀。❸ 油锅烧热,倒入鸡蛋液,小火摊成饼,取出切丝。❹ 糯米平铺在寿司海苔上,再摆上黄瓜条、胡萝卜条、火腿肠条、鸡蛋丝,撒上猪肉松,卷起切小段即可。

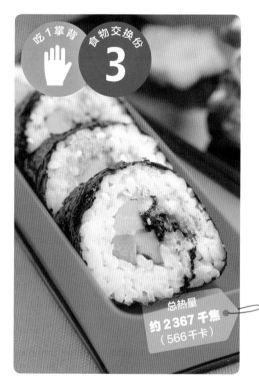

吃1掌背 食物交换份
3

总热量
约2367千焦
(566千卡)

 减盐小窍门

肉松属于加工食品,含有较多的隐形糖、盐等,"三高"患者可以不放。

芦笋

清洁血管，提高免疫力

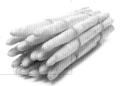

- 🔥 **热 量** 19千卡（绿芦笋）/每100克
- 🌡 **升糖指数** 15 低
- 📉 **关键营养素** 维生素C、维生素P
- ✂ **推荐吃法** 凉拌、做汤

👍 对"三高"患者的益处

芦笋所含的维生素P、硒等，不但能降低血液中的胆固醇水平，还可以调节心肌功能，维持血管弹性。

绿芦笋 市面上最常见的品种，其所含的维生素P和芦笋皂苷对预防心血管疾病有积极作用。

白芦笋 B族维生素、钾等营养素含量都较高，可以帮助排出人体内多余的钠。

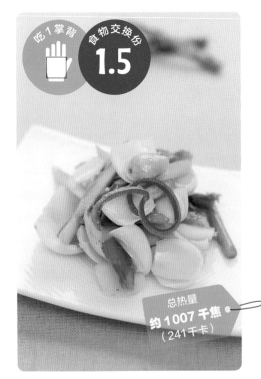

吃1掌背

食物交换份 **1.5**

总热量 **约1007千焦** （241千卡）

百合白果炒芦笋

原料：芦笋400克，鲜百合、鲜白果各50克，植物油、盐各1克，红甜椒丝、蒜片、蚝油各适量。

做法： ❶ 芦笋洗净，去老根切段；鲜白果去壳，入开水锅焯2分钟，撕去皮；鲜百合掰成片，洗净。❷ 油锅烧热，下蒜片爆香，放入鲜百合片小火翻炒至透明，放入芦笋段和白果翻炒片刻，出锅前加盐、蚝油调味，撒上红甜椒丝即可。

减脂关键点

白果含黄酮类物质，和芦笋同食，对通畅血管和降低胆固醇、甘油三酯有较好作用。

芦笋口蘑汤

原料: 芦笋150克,口蘑30克,黄甜椒100克,香油、植物油、盐各2克,白胡椒粉、葱花各适量。

做法: ❶ 芦笋洗净,去老根切段;口蘑洗净,切片;黄甜椒洗净,去子切块。❷ 油锅烧热,下葱花煸香,放入黄甜椒块、芦笋段、口蘑片翻炒,加适量水大火煮开,转小火煮5分钟,调入白胡椒粉、盐,淋上香油即可。

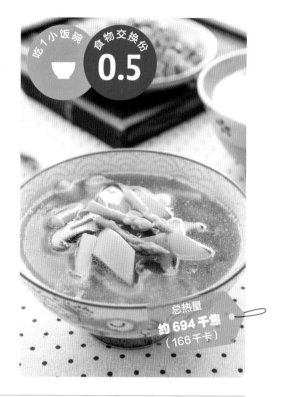

吃1小饭碗 食物交换份 **0.5**

总热量 **约694千焦** (166千卡)

减脂关键点

口蘑富含膳食纤维和钾,和芦笋同炒,热量低,可以防止"三高"患者长胖。

平菇芦笋煎蛋

原料: 平菇100克,芦笋150克,鸡蛋4个(约200克),植物油、盐各3克。

做法: ❶ 平菇洗净,撕小朵;芦笋洗净,去老根切丁;鸡蛋打入碗中,加盐搅匀。❷ 油锅烧热,放入平菇、芦笋丁稍微煸炒,均匀摆在锅底。❸ 鸡蛋液浇入锅内,使平菇和芦笋都能粘到鸡蛋液,煎至鸡蛋凝固、两面金黄即可。

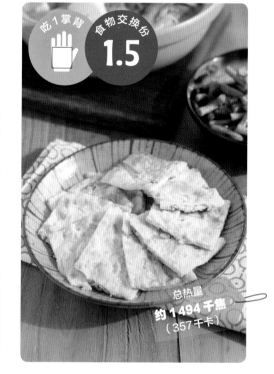

吃1掌背 食物交换份 **1.5**

总热量 **约1494千焦** (357千卡)

少油小窍门

做这道菜的过程中,鸡蛋液可以铺得稍微薄一点儿,这样很快就能凝固,可以减少食材吸油的时间。

香菇

预防血管硬化

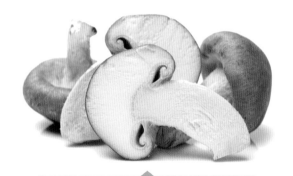

🔥 **热　　量**　26千卡/每100克

▮▯▯▯▯▯▯▯▯▯

▽ **关键营养素**　胆碱、钙、铁、多糖

✕ **推荐吃法**　炒食、蒸食

👍 对"三高"患者的益处

香菇所含的香菇多糖和矿物质等可以维持"三高"患者的正常代谢,保持血管弹性。

鲜香菇 味道鲜美,煲汤适合糖尿病和高血压患者,而炒食时膳食纤维利用率高,适合高脂血症患者食用。

干香菇 由鲜香菇经烤制加工而来,泡发干香菇的鲜味水用来做菜能减少用盐量。

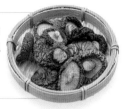

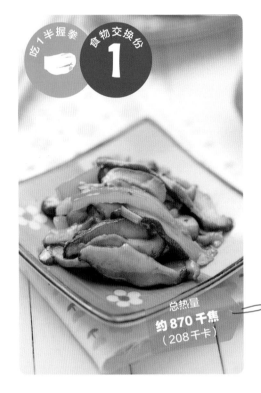

吃1半握拳

食物交换份 **1**

总热量
约870千焦
(208千卡)

素炒香菇

原料:香菇500克,青椒100克,植物油6克,葱花、蒜蓉、酱油各适量。

做法: ❶ 香菇洗净,去蒂切片;青椒洗净,去子切片。❷ 油锅烧热,下葱花、蒜蓉爆香,放入香菇片、青椒片,炒熟后加酱油调味即可。

减盐小窍门

香菇味道鲜美,炒食过程中不用加盐,只需加少量酱油,菜肴就能足够有味。

香菇炒茭白

原料: 茭白400克,香菇100克,植物油、盐各4克。

做法: ❶ 茭白去皮,洗净切片,入开水锅焯1分钟,捞出沥干;香菇洗净,去蒂切片。❷ 油锅烧热,放入茭白片、香菇片一同翻炒,出锅前加盐调味即可。

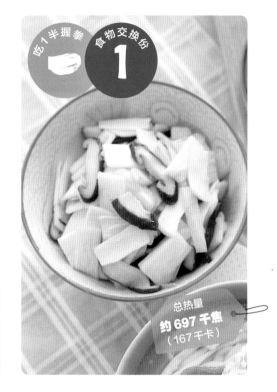

吃1半握拳

食物交换份
1

总热量
约 697 千焦
(167 千卡)

 减脂关键点

茭白热量很低,而且含有丰富的水分和膳食纤维,不仅饱腹感比较强,还可以促进代谢废物的排出。

香菇豆腐塔

原料: 豆腐300克,香菇200克,香油4克,榨菜、干淀粉、葱丝各适量。

做法: ❶ 豆腐洗净,切成四方小块,中心挖空;香菇洗净,去蒂剁碎;榨菜剁碎。❷ 香菇碎和榨菜碎用干淀粉拌匀,制成馅料。❸ 馅料塞入豆腐块中,摆在蒸笼上蒸熟,开盖后淋上香油,撒上葱丝即可。

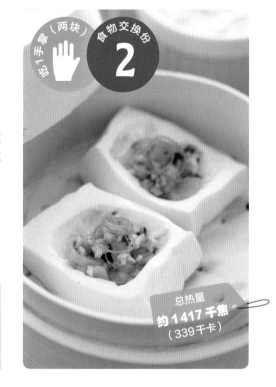

吃1手掌（两块）

食物交换份
2

总热量
约 1417 千焦
(339 千卡)

 减脂关键点

豆腐含有的大豆蛋白是优质的植物蛋白,能抑制人体对胆固醇的吸收,从而降低血脂,预防心脑血管疾病。

苦瓜

含天然植物胰岛素

- 🔥 **热　量** 22千卡/每100克
  ▌▯▯▯▯▯▯▯▯▯▯
- 🔽 **关键营养素** 苦瓜苷、钾、维生素C
- ✖ **推荐吃法** 榨汁、炒食

👍 对"三高"患者的益处
苦瓜的维生素C含量很高，具有预防坏血病、防止动脉粥样硬化、保护心脏等作用。

绿苦瓜 含有的苦瓜苷，可刺激胰岛素释放，有促进糖代谢、稳定血糖的作用。

白苦瓜 苦味淡，水分多，适合"三高"患者榨汁喝，有清热去火、抑制人体脂肪吸收的功效。

吃1小茶盅

食物交换份
0.25

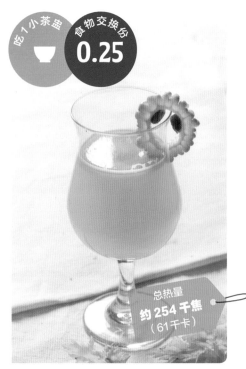

总热量
约254千焦
（61千卡）

西芹苦瓜汁

原料: 西芹茎100克，苦瓜200克。

做法: ❶ 西芹茎洗净，切段；苦瓜洗净，去瓤切块。❷ 西芹段、苦瓜块放入榨汁机中，加600毫升水搅打成汁即可。

🔽 减脂关键点

将苦瓜榨汁饮用，有助于稳定血糖和血脂。榨汁后剩下的苦瓜渣也尽可能吃掉，这有助于促进肠道蠕动和分解肠道内的脂肪。

苦瓜炒豆腐

原料: 苦瓜400克,豆腐300克,植物油、盐各3克,酱油适量。

做法: ❶ 苦瓜洗净,去瓤切条;豆腐洗净,切条。❷ 油锅烧热,放入豆腐条煎至金黄,放入苦瓜条翻炒,加盐、酱油、适量水,一起煮熟即可。

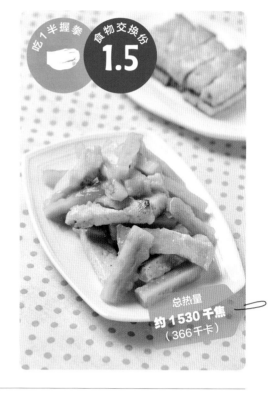

吃1半握拳　食物交换份 **1.5**

总热量
约1530千焦
（366千卡）

 控糖小窍门

苦瓜除了炒食,还能泡水喝。将新鲜苦瓜切成片,晒干,每天取几片泡水,适合肥胖及血脂偏高的糖尿病患者饮用。

豉香苦瓜

原料: 苦瓜600克,植物油、盐各3克,蒜蓉、豆豉、酱油各适量。

做法: ❶ 苦瓜洗净,去瓤切条;豆豉切碎。❷ 油锅烧热,下豆豉碎、蒜蓉爆香,放入苦瓜条炒至断生,加盐、酱油翻炒均匀即可。

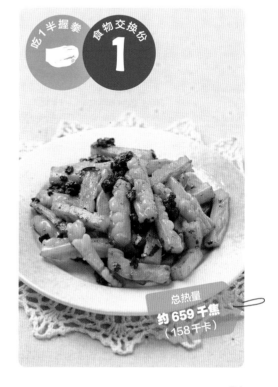

吃1半握拳　食物交换份 **1**

总热量
约659千焦
（158千卡）

 减盐小窍门

豆豉和酱油都属于盐分较高的调味品,限盐的高血压患者如果想吃豉香味浓的菜肴,应尽量少放酱油和盐。

西葫芦

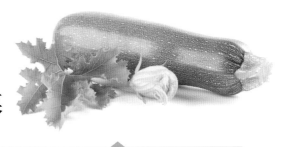

"三高"患者的优选蔬菜

🔥 **热　量** 19千卡/每100克

▮▯▯▯▯▯▯▯▯▯

⬇️ **关键营养素** 钾、生物碱

✖️ **推荐吃法** 做面食、炒食

👍 **对"三高"患者的益处**

所含的生物碱可以促进胰岛素分泌，有助于稳定血糖。此外，西葫芦高钾低钠，对稳定血压也有一定的帮助。

西葫芦 含水量高，热量低，适合清炒、凉拌，常吃可利尿消肿，对身体不会造成负担。

葫芦 可以利尿消肿，对口渴、烦热的"三高"患者有辅助治疗作用，适合夏天吃。

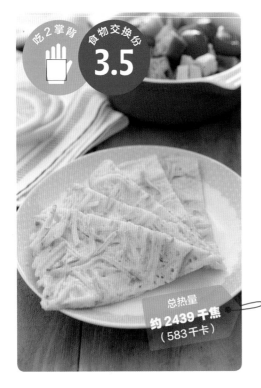

吃2掌背 🖐️

食物交换份 **3.5**

总热量 **约2439千焦** （583千卡）

西葫芦饼

原料:西葫芦200克，面粉100克，鸡蛋2个（约100克），植物油5克，盐1克。

做法: ❶ 鸡蛋打入碗中，加盐搅匀；西葫芦洗净，去瓤切丝。❷ 西葫芦丝放进鸡蛋液里，加面粉和适量水调成糊状。❸ 油锅烧热，舀入适量面糊，用小火煎，双面煎熟即可。

⬇️ **减脂关键点**

西葫芦含有较多膳食纤维，能加速胃肠蠕动，提高新陈代谢的速度，减脂效果较好。

番茄炒西葫芦

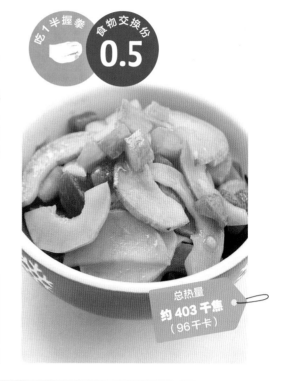

原料:西葫芦250克,番茄150克,植物油、盐各3克,蒜片适量。

做法: ① 西葫芦洗净,去瓤切片;番茄洗净,去皮切块。② 油锅烧热,下蒜片爆香,放入番茄块翻炒,待番茄变软时放入西葫芦片,大火翻炒。③ 加适量水煮开,关火闷2分钟,加盐调味即可。

 减盐小窍门

挑选汁水饱满的番茄,入油锅多翻炒一会儿直至出汁,这样菜肴酸甜味浓郁,即使少放盐也很好吃。

总热量
约 403 千焦
(96 千卡)

吃 1 半握拳
食物交换份 **0.5**

醋熘西葫芦

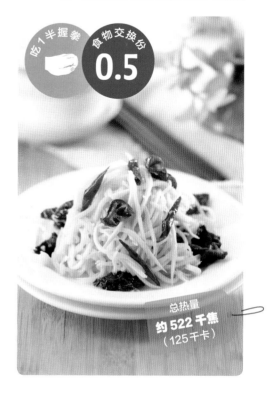

原料:西葫芦400克,干黑木耳5克,植物油、盐各4克,姜丝、干辣椒、葱花、蒜蓉、醋各适量。

做法: ① 干黑木耳泡发,入开水锅焯2分钟,捞出过凉水,沥干,撕小朵;西葫芦洗净,去瓤切丝。② 油锅烧热,下葱花、姜丝、蒜蓉及干辣椒爆香,放入西葫芦丝,大火翻炒。③ 待西葫芦丝变软时加入黑木耳翻炒片刻,加盐、醋炒匀即可。

 降压关键点

西葫芦所含的钾能促进体内多余的钠排出,很适合高血压等心脑血管病患者食用。

总热量
约 522 千焦
(125 千卡)

吃 1 半握拳
食物交换份 **0.5**

西蓝花

含天然胰岛素"激活剂"

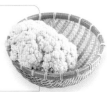

🔥 **热 量**	27千卡/每100克	
🍬 **升糖指数**	15 低	
⬇ **关键营养素**	维生素C、膳食纤维、铬	
✖ **推荐吃法**	凉拌、炒食	

👍 对"三高"患者的益处

西蓝花中含有丰富的黄酮类物质，能有效清除人体内的自由基，还能调节脂质代谢，预防心血管疾病。

西蓝花 富含维生素C，有助于维持血管弹性；含有的铬为天然胰岛素"激活剂"，可缓解高血糖症状。

菜花 富含黄酮类物质和维生素K，具有强抗氧化性，有助于人体补充维生素C。

吃1半握拳
食物交换份
1

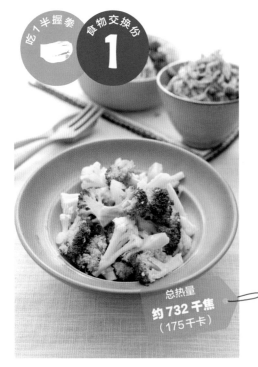

**总热量
约732千焦**
（175千卡）

双色菜花

原料: 菜花、西蓝花各300克,植物油4克,蒜蓉、盐、水淀粉各适量。

做法: ❶ 将菜花、西蓝花洗净,掰小朵,入开水锅焯2分钟,捞出沥干。❷ 油锅烧热,放入蒜蓉爆香,放入菜花与西蓝花翻炒,出锅前加盐调味,用水淀粉勾薄芡即可。

⬇ 减盐小窍门

西蓝花和菜花直接炒很难熟也很难入味,烹饪前入开水锅焯一下,再炒的时候更容易入味,能减少用盐。

西蓝花土豆饼

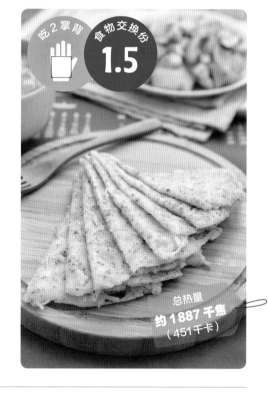

吃2掌背

食物交换份
1.5

原料: 土豆、西蓝花各50克,面粉100克,植物油4克,盐2克。

做法: ❶ 土豆洗净,去皮切丝;西蓝花洗净,掰小朵,入开水锅焯2分钟,捞出沥干,切碎。❷ 土豆丝、西蓝花碎、面粉倒入大碗中,加盐和适量水调成糊状。❸ 油锅烧热,舀入适量面糊,用小火煎,双面煎熟即可。

总热量
约1887千焦
（451千卡）

 控糖关键点

尽量将土豆丝切细一点,再用清水浸泡冲洗几次,这样可以去除土豆中的部分淀粉,减少热量摄入。

西蓝花拌木耳

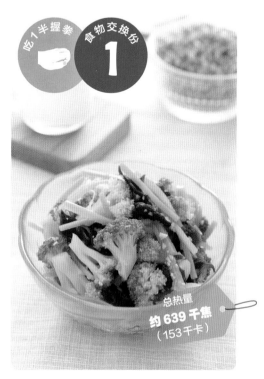

吃1半握拳

食物交换份
1

原料: 西蓝花400克,干黑木耳5克,胡萝卜40克,盐、香油各2克,蒜蓉、酱油、醋各适量。

做法: ❶ 干黑木耳泡发,撕小朵;西蓝花洗净,掰小朵;胡萝卜洗净,去皮切丝。❷ 酱油、醋、盐、香油、蒜蓉调成料汁。❸ 锅中加水和盐煮开,放入西蓝花、黑木耳和胡萝卜丝焯几分钟,捞出沥干,淋上料汁拌匀即可。

总热量
约639千焦
（153千卡）

 控糖关键点

黑木耳虽然只是配菜,但是含有甘露聚糖、木聚糖和膳食纤维,具有减少血糖波动、调节胰岛素分泌的作用。

南瓜

保持胰岛素敏感性

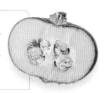

🔥 **热 量**	23千卡/每100克	
▮▯▯▯▯▯▯▯▯▯		
🔥 **升糖指数**	75 ▬▬▬▬▬▬ 高	
▽ **关键营养素**	铬、胡萝卜素、多糖	
✕ **推荐吃法**	蒸食、做汤	

👍 **对"三高"患者的益处**

南瓜富含铬和南瓜多糖,可以保持胰岛素敏感性,有利于控糖,但不同品种的南瓜所含碳水化合物的量有所不同,要注意区分。

板栗南瓜 碳水化合物含量高,可替换部分主食。

葫芦形南瓜 碳水化合物含量中等。

磨盘形南瓜 碳水化合物含量低,"三高"患者适合将它当作蔬菜食用。

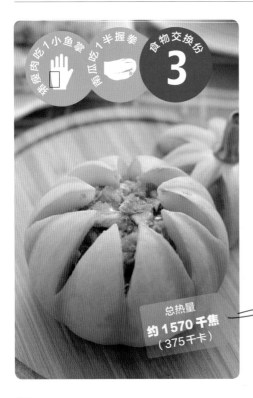

瘦肉吃1小鱼掌 南瓜吃1半握拳 **食物交换份 3**

总热量 约1570千焦 (375千卡)

南瓜蒸肉

原料:南瓜1个(约1000克),猪瘦肉100克,盐2克,甜面酱、料酒、酱油、葱花、姜丝各适量。

做法: ❶ 南瓜去皮,洗净,用刀在一端切出锯齿造型的南瓜片取下,挖出瓜瓤。 ❷ 猪瘦肉洗净,剁成馅,用料酒、酱油、甜面酱、葱花、姜丝、盐拌匀,装入南瓜中,将锯齿状南瓜片盖上,上蒸锅蒸1小时即可。

 控糖小窍门

南瓜蒸熟后会有香甜的口感,所以用南瓜烹制菜肴时不需要另外放糖。

南瓜虾皮汤

原料: 南瓜400克, 虾皮50克, 植物油、盐各2克, 葱花各适量。

做法: ❶ 南瓜去皮去瓤, 洗净切成块; 虾皮洗净。❷ 油锅烧热, 放入南瓜块爆炒, 加适量水和虾皮大火煮开, 转小火继续煮。❸ 待南瓜快熟时, 加盐调味, 撒上葱花即可。

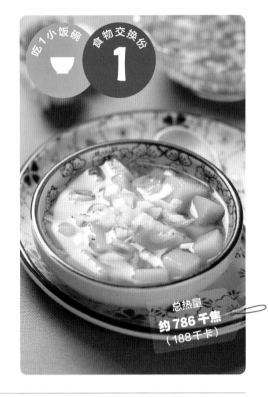

吃1小饭碗 食物交换份 **1**

总热量
约786千焦
(188千卡)

 控糖小窍门

烹饪时, 将南瓜切大块且不要煮得太烂, 这样吃下去不仅容易有饱腹感, 而且还能延缓血糖升高速度。

南瓜调味饭

原料: 南瓜、米饭各300克, 鸡蛋4个 (约200克), 植物油4克, 酱油适量。

做法: ❶ 南瓜去皮去瓤, 洗净切小块, 上蒸锅蒸熟; 鸡蛋打入碗中, 搅匀。❷ 油锅烧热, 下鸡蛋液炒散成蛋块, 盛出备用。❸ 锅留底油, 下米饭翻炒均匀, 放入鸡蛋、南瓜块一起翻炒, 出锅前加酱油调味即可。

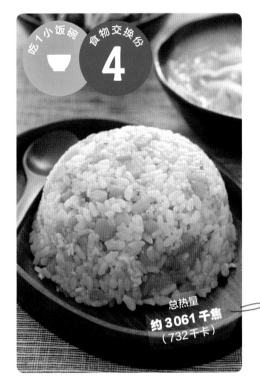

吃1小饭碗 食物交换份 **4**

总热量
约3061千焦
(732千卡)

 控糖关键点

吃南瓜不要过量, 否则易引起血糖快速升高。尽量选择含糖量少的嫩南瓜, 少吃甜度高的老南瓜。

荠菜

通便，明目，控糖

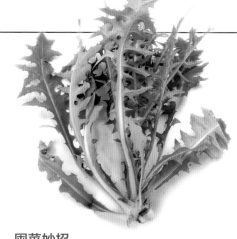

🔥 **热　量**　31千卡/每100克

▮▯▯▯▯▯▯▯▯▯

⌄ **关键营养素**　胡萝卜素、橙皮苷、膳食纤维

✗ **推荐吃法**　煮粥、凉拌

囤菜妙招

绿叶菜的保存方式基本相似，用纸巾轻轻拍干水分，和纸巾一起放进保鲜袋，袋口扎紧，放冰箱冷藏。

荠菜 富含的胡萝卜素，有保护胰岛细胞的作用；其所含的橙皮苷还可预防糖尿病并发眼病。

蒲公英 主要作用是清热解毒，还可以抗菌利尿，可用于"三高"患者的饮食调理。

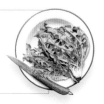

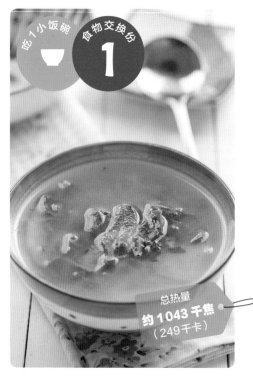

吃1小饭碗

食物交换份 **1**

总热量
约1043千焦
（249千卡）

荠菜猪肝汤

原料：荠菜400克，猪肝100克，盐、水淀粉、料酒各适量。

做法：❶ 荠菜择洗干净，切段；猪肝洗净，切薄片，用盐、水淀粉拌匀。❷ 锅中放适量水大火煮开，放入猪肝片，撇去浮沫，倒入料酒，放入荠菜煮至熟即可。

 降压关键点

荠菜含钙量较高，每100克含钙294毫克。而人体内钙充足，有助于降压，也有助于心脏健康。

荠菜肉丝面

原料:面条、荠菜各200克,猪肉丝50克,盐1克,高汤适量。

做法: ❶ 猪肉丝洗净; 荠菜择洗干净,切段。❷ 锅中加适量高汤和水大火煮开,放入面条煮至快熟,加猪肉丝和荠菜段煮片刻,出锅前加盐调味即可。

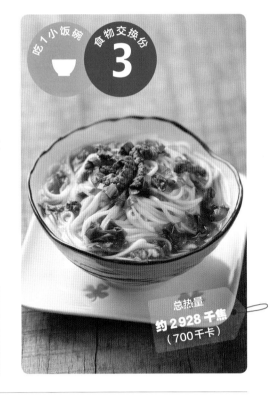

吃1小饭碗　食物交换份 **3**

总热量
约 2928 千焦
(700 千卡)

 控糖小窍门

在不改变饮食习惯的前提下,可以将细面条换成全麦面、荞麦面、杂粮面等,这有助于平稳餐后血糖。

蒜蓉拌荠菜

原料:荠菜500克,盐2克,香油4克,蒜蓉、酱油、醋各适量。

做法: ❶ 荠菜择洗干净,入开水锅焯熟,捞出沥干,装盘。❷ 蒜蓉与盐、醋、香油和酱油混合成调味汁,倒在荠菜上,拌匀即可。

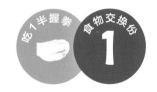

吃1半握拳　食物交换份 **1**

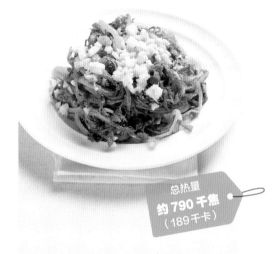

总热量
约 790 千焦
(189 千卡)

 控糖关键点

荠菜富含膳食纤维,可减缓主食的代谢,润肠通便,对控制血糖有利。

莴笋

改善糖代谢

🔥 **热 量** 15千卡/每100克
▮▯▯▯▯▯▯▯▯▯▯▯

💧 **升糖指数** 15 ━━[低]

🔻 **关键营养素** 钾、苦味素、烟酸

✖ **推荐吃法** 凉拌、炒食

👍 **对"三高"患者的益处**

莴笋具有辅助降低血压、改善糖代谢、预防糖尿病并发症的作用，还有促进胃肠蠕动、防治便秘等功效。

莴笋茎 热量低，升糖指数低，还能调节人体内钾、钠平衡，适合肥胖的"三高"患者食用。

莴笋叶 含有对身体有益的苦味素，有降压、减脂的功效。

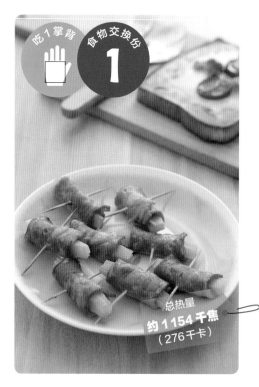

吃1掌背

食物交换份
1

总热量
约1154千焦
（276千卡）

培根莴笋卷

原料： 莴笋200克，培根80克，盐1克，料酒、酱油各适量。

做法： ❶莴笋去皮，洗净切条，入开水锅焯熟。❷培根用料酒、酱油、盐腌制片刻。❸用培根将莴笋条卷起来，再用牙签串起。❹放入烤箱，200℃上下火烤10分钟即可。

 少油小窍门

培根含一定的油脂，所以入烤箱前不用再在其表面刷油了，这样能减少油脂摄入。

金针莴笋丝

原料: 莴笋500克金针菇200克,植物油、盐各4克,葱花适量。

做法: ❶ 金针菇切去根部,撕开洗净;莴笋去皮,洗净切丝。❷ 油锅烧热,下葱花爆香,放入金针菇大火炒软,再放入莴笋丝翻炒片刻,出锅前加盐调味即可。

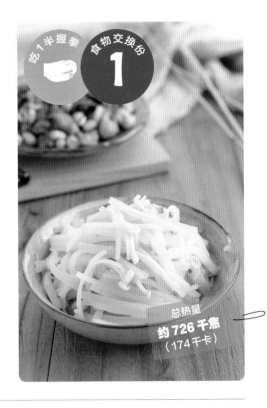

吃1半握拳

食物交换份
1

总热量
约726千焦
(174千卡)

减盐小窍门

金针菇容易入味,所以要出锅前再加盐,这样盐附着在食材表面,使用少量盐就能提味。

莴笋炒山药

原料: 莴笋、山药各200克,胡萝卜100克,植物油、盐各4克,白胡椒粉、醋各适量。

做法: ❶ 莴笋、山药、胡萝卜分别去皮,洗净切长条,入开水锅焯1分钟,捞出沥干。❷ 油锅烧热,放入所有食材大火翻炒,加白胡椒粉、醋快速翻炒,出锅前加盐调味即可。

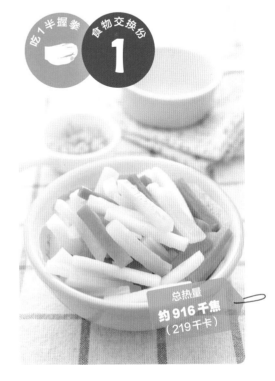

吃1半握拳

食物交换份
1

总热量
约916千焦
(219千卡)

少油小窍门

蔬菜焯水后急火快炒,目的是减少长时间高温对营养素的破坏,同时食材也不会吸入过多油脂。

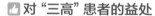

苋菜

维持胰岛素活性

🔥 **热　　量**　30千卡 (绿苋菜) /每100克
▮□□□□□□□□□□□

⤵ **关键营养素**　胡萝卜素、维生素C、镁、钙

✖ **推荐吃法**　做汤、凉拌

📋 **对"三高"患者的益处**

苋菜在蔬菜中含钙量较高，而钙能维持正常的心肌活动，防止肌肉痉挛，预防"三高"患者骨质疏松。

绿苋菜　镁含量比紫苋菜高，能参与体内一系列新陈代谢过程，帮助调节心脏活动，降低血压。

紫苋菜　胡萝卜素和维生素C含量较高。胡萝卜素可以清除人体内的自由基，维持体内胰岛素的活性。

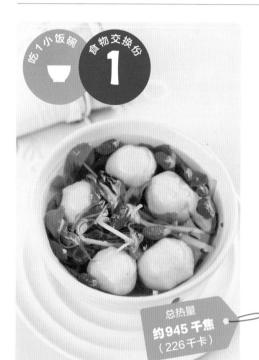

吃1小饭碗

食物交换份 **1**

总热量 **约945千焦** (226千卡)

苋菜鱼丸汤

原料: 苋菜400克，即食鱼丸100克，盐2克，枸杞适量。

做法: ❶ 苋菜洗净，切段。❷ 苋菜段、即食鱼丸、枸杞放入锅中，加适量水大火煮开，转小火稍煮，出锅前加盐调味即可。

减盐小窍门

市售鱼丸味道鲜美，含有一定的盐分。因此，用鱼丸做汤时要少放盐。

凉拌苋菜

原料: 苋菜600克,香油4克,盐2克,蒜蓉适量。

做法: ❶苋菜洗净,入开水锅焯熟,捞出过凉水,沥干,切段。❷苋菜段装盘,调入蒜蓉、香油和盐拌匀即可。

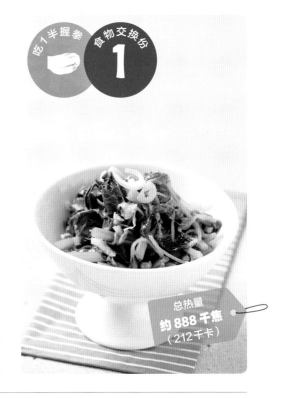

吃1半握拳 食物交换份

1

总热量
约888千焦
（212千卡）

控糖关键点

糖尿病患者常吃苋菜可以有效补充镁,改善自身糖耐量受损的情况,对控制病情有好处。

苋菜玉米糊

原料: 苋菜、玉米面各100克,盐1克。

做法: ❶苋菜洗净,切段;玉米面加适量水调成糊状。❷锅中加适量水煮开,将玉米糊倒入锅中大火煮开,转小火煮成玉米糊。❸苋菜段放入锅中煮片刻,出锅前加盐调味即可。

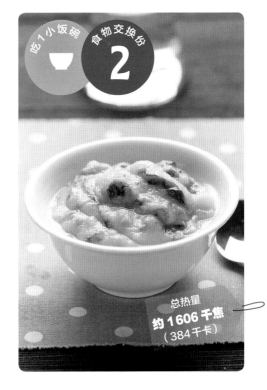

吃1小饭碗 食物交换份

2

总热量
约1606千焦
（384千卡）

控糖关键点

玉米糊中加入苋菜,在增加饱腹感的同时,可以延缓血糖水平波动,辅助改善糖耐量异常。

大白菜

调节血糖和血脂

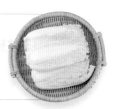

- 🔥 **热　量** 20千卡/每100克
  ▮▯▯▯▯▯▯▯▯▯▯
- 💧 **升糖指数** 23 ━●━ 低
- ⌄ **关键营养素** 维生素C、膳食纤维、钙
- ✕ **推荐吃法** 炒食、炖煮

囤菜妙招

根部朝上晾晒1~2天后放进纸箱，放阴凉通风处保存，或者用保鲜膜包裹放冰箱冷藏。

大白菜 热量低、含糖量也低，能帮助人体降低胆固醇，对预防心血管疾病有一定作用。

奶白菜 味道清甜，有清热凉血的功效，适合夏天食用，有益于心血管健康。

娃娃菜 纤维比较细，含水量一般，是低热量蔬菜，适合"三高"患者食用。

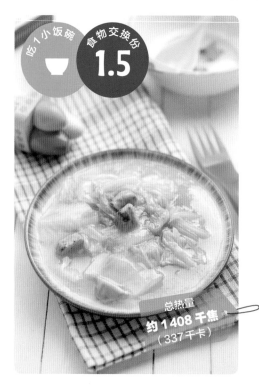

吃1小饭碗
食物交换份
1.5

总热量
约1408千焦
（337千卡）

板栗扒白菜

原料: 大白菜600克，板栗干50克，植物油、盐各5克，葱花、姜末、水淀粉各适量。

做法: ❶ 板栗干洗净，入开水锅煮熟；大白菜洗净，切片，下油锅煸炒后盛出。❷ 另起油锅，烧热，下葱花、姜末爆香，放入大白菜片与板栗肉翻炒，加适量水炖煮，待熟后用水淀粉勾芡，加盐调味即可。

 降压关键点

当人体中锌的含量减少时，血压可能会上升。而该道菜中板栗所含的锌对调节血压有积极的作用。

白菜蛋饼

原料: 大白菜、面粉各150克,鸡蛋1个(约50克),植物油4克,盐2克,葱花适量。

做法: ❶ 面粉加适量水调成糊状;鸡蛋打入碗中,加葱花和盐搅匀;大白菜洗净,入开水锅焯至八成熟,捞出沥干,切细丝。❷ 油锅烧热,舀入适量面糊,用小火煎,待面饼变色翻面,再舀入适量鸡蛋液在面饼皮上,待鸡蛋液表面凝固,翻面煎至熟。❸ 把大白菜丝包入蛋饼中卷成卷,切成小段即可。

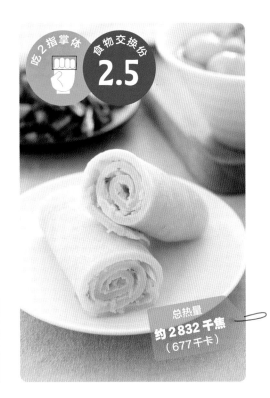

吃2指掌体

食物交换份 **2.5**

总热量 **约2832千焦** (677千卡)

 控糖关键点

大白菜含有丰富的膳食纤维,能刺激肠胃蠕动,帮助消化,和面粉一起做成饼,升糖指数要比纯面食低。

清炒奶白菜

原料: 奶白菜600克,干黑木耳10克,植物油、盐各4克,蒜蓉、葱花、枸杞各适量。

做法: ❶ 干黑木耳泡发,撕小朵;奶白菜洗净,菜帮和菜叶分开。❷ 油锅烧热,下蒜蓉爆香,放入菜帮和黑木耳炒至软。❸ 放入菜叶和枸杞迅速翻炒,出锅前加盐调味,撒上葱花即可。

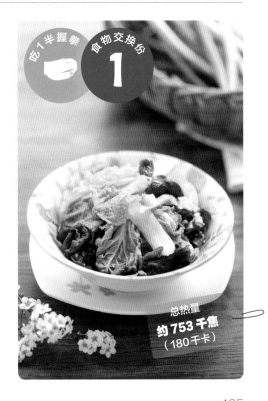

吃1半握拳

食物交换份 **1**

总热量 **约753千焦** (180千卡)

 减盐小窍门

奶白菜清甜爽脆,不需要过多调味。因为过多的调味品会遮盖食材本身的清甜,所以只需要放一点盐就行。

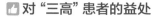

卷心菜

减脂肪，抗血栓

🔥 **热　　量** 24千卡/每100克

▮▯▯▯▯▯▯▯▯▯▯

🔽 **关键营养素** 叶酸、维生素C、钾

✖ **推荐吃法** 做汤、炒食

👍 **对"三高"患者的益处**

其所含的维生素C、维生素K、钾等，可保护血管黏膜，加速血液循环，让血管更有弹性，从而有效抗血栓。

卷心菜 富含钾，可以预防高血压和"三高"并发症；热量低、升糖指数低，有助于调节糖代谢和脂肪代谢。

紫甘蓝 所含的花青素对血糖和血脂都有较好的调节作用，还能维护心血管和皮肤健康。

吃1小饭碗

食物交换份 **0.5**

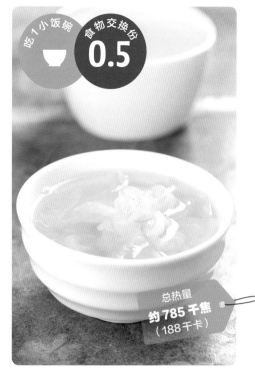

总热量
约785千焦
（188千卡）

海鲜蔬菜汤

原料： 卷心菜200克，对虾仁、洋葱各50克，植物油、盐各2克，姜末、鸡汤各适量。

做法： ❶ 洋葱去皮，洗净切丝；卷心菜洗净，用手撕片；虾仁去虾线，洗净。❷ 油锅烧热，下洋葱丝和姜末爆香，放入卷心菜。❸ 待卷心菜快熟时放入鸡汤、虾仁稍煮片刻，出锅前加盐调味即可。

⬇ **减盐小窍门**

用海鲜做汤要少放盐，因为海鲜本身就有咸鲜味，少放盐能保留食材的原汁原味。

卷心菜面片汤

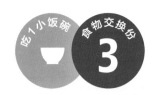

原料:面粉150克,卷心菜200克,鸡蛋1个(约50克),干黑木耳5克,植物油、盐各2克。

做法: ❶面粉加水和成面团,用擀面杖把面团擀成薄面片,切成长方形。❷干黑木耳泡发,撕小朵;卷心菜洗净,切丝;鸡蛋打入碗中,搅匀。❸油锅烧热,放入卷心菜丝、黑木耳翻炒,加适量水大火煮开,放入面片,淋入鸡蛋液,出锅前加盐调味即可。

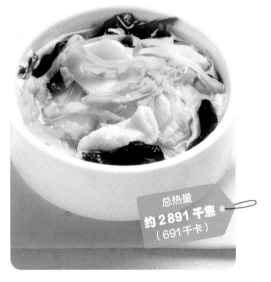

总热量
约**2891千焦**
(691千卡)

 减脂关键点

常食黑木耳可稳定血脂并能促进体内有害物质排出,对高血压、高脂血症、肥胖等有辅助治疗作用。

手撕卷心菜

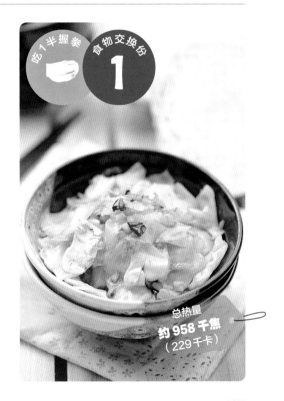

原料:卷心菜800克,植物油、盐各4克,花椒、干辣椒、姜片、蒜蓉各适量。

做法: ❶卷心菜洗净,用手撕片;干辣椒切小段。❷油锅烧至六成热,下花椒、干辣椒段爆香,加入姜片、蒜蓉炒出香味。❸放入卷心菜片翻炒,出锅前加盐调味即可。

总热量
约**958千焦**
(229千卡)

 减盐小窍门

因为花椒和干辣椒的加入,这道菜稍微有点儿辣,少盐也可以很美味。"三高"患者可根据自己的口味放香辛料。

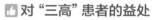

生菜

降血脂，改善血液循环

🔥 **热　　量**　12千卡/每100克
▮▯▯▯▯▯▯▯▯▯▯▯

💧 **升糖指数**　15 ▬低▬▬▬▬▬
📉 **关键营养素**　钾、膳食纤维、维生素C
❌ **推荐吃法**　凉拌、炒食

👍 **对"三高"患者的益处**
含有丰富的膳食纤维，将其和肉类搭配食用，能起到健胃、助消化的作用。

散叶生菜 富含膳食纤维，对糖尿病引起的血液循环差有一定缓解作用，还能降低胆固醇。

圆叶生菜 属于低糖、低脂肪蔬菜，富含维生素、矿物质，食用后有利于降压、控糖、减脂。

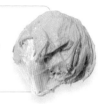

吃2半握拳

食物交换份
1

生菜沙拉

原料:生菜、紫甘蓝、黄甜椒各100克，圣女果20克，甜沙拉酱30克。

做法: ❶ 紫甘蓝、黄甜椒洗净，切丝；圣女果洗净，对半切开；生菜洗净，用手撕片。❷ 所有食材放入碗中，加甜沙拉酱拌匀即可。

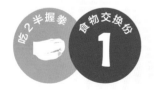

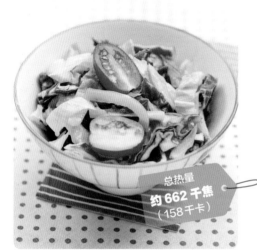

总热量
约662千焦
(158千卡)

⬇ **减脂小窍门**

沙拉酱含大量脂肪，所以热量较高，肥胖的"三高"患者可以换用热量较低的酱汁，如油醋汁、柚子酱油等。

奶汁烩生菜

原料: 生菜400克, 西蓝花、牛奶各300克, 植物油5克, 盐3克, 水淀粉、高汤各适量。

做法: ❶ 生菜洗净, 用手撕片; 西蓝花洗净, 掰小朵, 入开水锅焯2分钟, 捞出沥干。❷ 油锅烧热, 放入生菜片、西蓝花翻炒至熟, 加盐调味, 装盘。❸ 另起一锅, 倒入牛奶, 加高汤、水淀粉熬成浓汁, 浇在菜上即可。

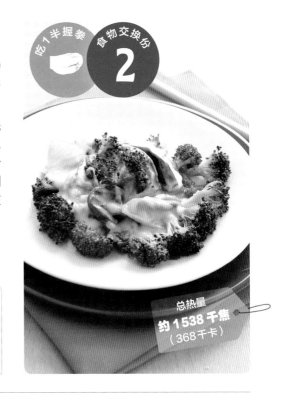

吃1半握拳

食物交换份 **2**

总热量 约 **1538千焦** (368千卡)

控糖关键点

牛奶富含钙和蛋白质, 和蔬菜搭配营养互补, 糖尿病患者食用后能补充营养、稳定血糖。

蒜蓉生菜

原料: 生菜400克, 植物油3克, 盐1克, 蚝油、蒜蓉、香油各适量。

做法: ❶ 生菜洗净, 用手撕片, 入开水锅焯熟, 捞出沥干, 装盘。❷ 油锅烧热, 下蒜蓉爆香, 加蚝油、盐翻炒均匀, 浇在生菜片上, 淋上香油即可。

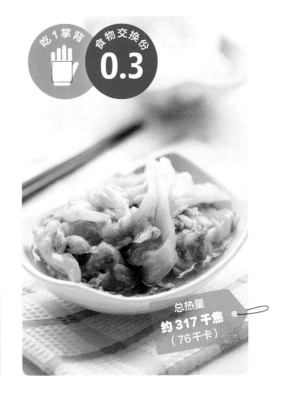

吃1掌背

食物交换份 **0.3**

总热量 约 **317千焦** (76千卡)

减盐小窍门

生菜可以洗净直接生食, 口感甜爽, 用其他调味品炒食是为了变换口味, 因此调味品少量放就好。

菠菜

助消化，降血脂

🔥 **热　　量**　28千卡/每100克

⬛⬛⬜⬜⬜⬜⬜⬜⬜⬜⬜⬜

💧 **升糖指数**　15　低

⏬ **关键营养素**　钾、叶酸、胡萝卜素、铁

❎ **推荐吃法**　凉拌、炒食

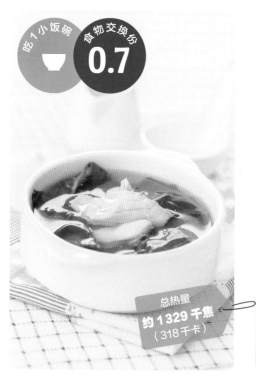

👍 **对"三高"患者的益处**

菠菜含有钙、铁、膳食纤维等营养素，能缓解"三高"患者骨质疏松、便秘等症状。

菠菜 富含膳食纤维，不仅能促进肠胃蠕动，帮助消化，还可以促进排出体内"垃圾"。

茼蒿 富含氨基酸、钾等营养元素，可以调节人体水液代谢，有消水肿的功效。

吃1小饭碗

食物交换份
0.7

菠菜鱼片汤

原料： 菠菜100克，鲫鱼1条（约250克），植物油、盐各2克，葱段、姜片、料酒各适量。

做法： ❶ 菠菜择洗干净，入开水锅焯熟，捞出沥干，切段；鲫鱼洗净，取肉切薄片，加盐、料酒腌制。❷ 油锅烧至五成热，下葱段、姜片爆香，放入鱼片略炒，加适量水大火煮开。❸ 转小火煮20分钟，出锅前放入菠菜段稍煮即可。

总热量
约1329千焦
（318千卡）

 降压关键点

菠菜含有一定量的钾，和低脂、高蛋白的鱼搭配做汤食用，可预防"三高"患者水肿和肥胖。

猪肝拌菠菜

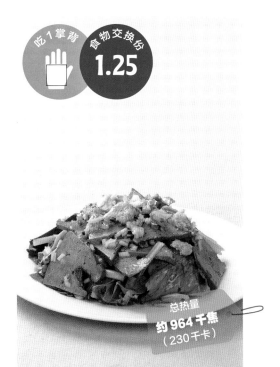

吃1掌背

食物交换份
1.25

原料: 猪肝100克,菠菜200克,香油2克,海米15克,盐1克,香菜碎、醋各适量。

做法: ① 猪肝洗净,煮熟,切成薄片;菠菜择洗干净,入开水锅焯熟,捞出沥干,切段。② 菠菜段、猪肝片装盘,加香菜碎、海米,淋上盐、醋、香油拌匀即可。

总热量
约964千焦
（230千卡）

 减脂关键点

猪肝富含铁,可以辅助"三高"患者补血。但其胆固醇含量较高,一周吃1次或2次,每次50克左右即可。

莲子烩菠菜

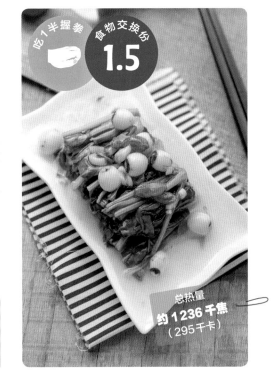

吃1半握拳

食物交换份
1.5

原料: 菠菜400克,鲜莲子100克,枸杞10克,植物油、盐各2克,水淀粉适量。

做法: ① 鲜莲子洗净,提前泡软,入开水锅煮熟,捞出沥干;枸杞提前泡软,捞出沥干。② 菠菜择洗干净,入开水锅焯至半熟,捞出沥干,切段。③ 油锅烧热,放入鲜莲子、枸杞,加适量水中火煮2分钟,放入菠菜段煮片刻,加盐调味,用水淀粉勾薄芡即可。

总热量
约1236千焦
（295千卡）

 少油小窍门

菠菜经过焯水,可以去除大部分草酸,还可以减少用油量和用盐量。

黄豆芽

降血脂，清胆固醇

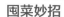

- 🔥 **热　　量**　47千卡/每100克 ▮▯▯▯▯▯▯▯▯▯▯▯
- 💧 **升糖指数**　25（黄豆芽）●━━━ 低
- ⌄⌄ **关键营养素**　钾、维生素C、镁
- ✕ **推荐吃法**　炒食、做汤

囤菜妙招

黄豆芽择洗干净，控干水后装进保鲜袋中，排出袋子里的空气，扎紧袋口后放冰箱冷藏。

黄豆芽 所含的钾与维生素C有利于降血压，保护心血管，还能清除血液中的胆固醇，防止脂肪堆积。

绿豆芽 热量比黄豆芽低，其他营养素也相对较少，是很理想的消脂减肥蔬菜。

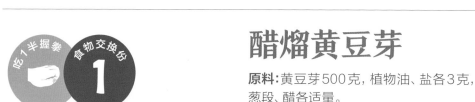

吃1半握拳　食物交换份 **1**

醋熘黄豆芽

原料： 黄豆芽500克，植物油、盐各3克，葱段、醋各适量。

做法：❶ 黄豆芽洗净，入开水锅焯熟，捞出沥干。**❷** 油锅烧热，下葱段爆香，放入黄豆芽、醋、盐翻炒片刻即可。

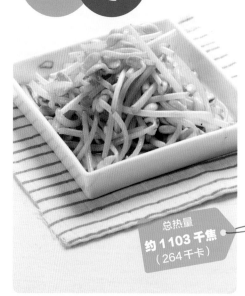

总热量
约1103千焦
（264千卡）

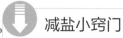 **减盐小窍门**

加醋时可以少放盐。在菜起锅前将醋沿锅边淋入，比直接淋在菜上香味更加浓郁。

112

黄豆芽炒粉丝

原料:黄豆芽400克,粉丝100克,香菇50克,植物油4克,盐2克,蒜蓉、酱油各适量。

做法: ❶ 黄豆芽洗净;香菇洗净,去蒂切片;粉丝放入水中泡软。❷ 油锅烧热,下蒜蓉爆香,放入黄豆芽、香菇片翻炒。❸ 待黄豆芽变软时加入粉丝翻炒,出锅前加盐、酱油调味即可。

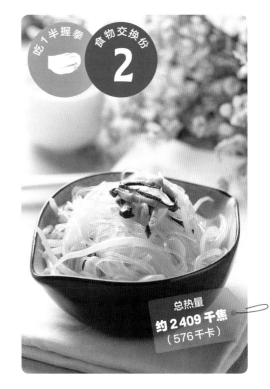

吃1半握拳

食物交换份
2

总热量
约2 409千焦
(576千卡)

控糖关键点

粉丝的热量约为等量米饭热量的3倍,如果菜里有粉丝,主食就要相对减少。

肉丝银芽汤

原料:黄豆芽200克,猪瘦肉100克,粉丝50克,植物油、盐各4克。

做法: ❶ 猪瘦肉洗净,切丝;黄豆芽洗净;粉丝放入水中泡软。❷ 油锅烧热,放入黄豆芽、猪肉丝,大火翻炒至肉丝变色,加入粉丝、水、盐,煮至粉丝变软即可。

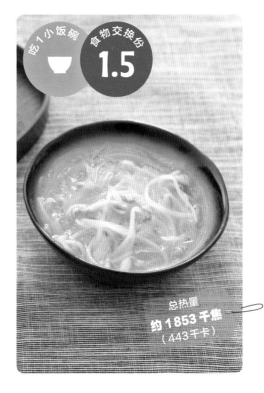

吃1小饭碗

食物交换份
1.5

总热量
约1853千焦
(443千卡)

减脂关键点

黄豆芽在调节血脂方面的作用主要以降低甘油三酯为主,搭配含蛋白质的猪瘦肉食用,营养更全面。

平菇

低糖，低脂，抗氧化

🔥 **热　　量** 24千卡/每100克

▯▮▯▯▯▯▯▯▯▯▯▯

🔽 **关键营养素** 钾、磷、膳食纤维

❎ **推荐吃法** 做汤、炒食

囤菜妙招

新鲜平菇最好尽快食用；吃不完的去蒂、包一层纸巾，再用保鲜膜包好，放冰箱冷藏。

平菇 所含的牛磺酸具有预防心血管疾病的功效；多糖成分有助于降低血液中胆固醇的含量。

蟹味菇 含有多种氨基酸，适合心血管疾病患者食用，还能促进胃肠健康。

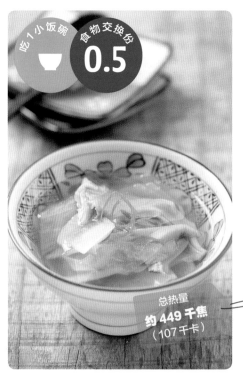

吃1小饭碗

食物交换份 **0.5**

总热量
约449千焦
（107千卡）

白萝卜平菇汤

原料: 白萝卜、平菇各200克，植物油、盐各3克，姜丝、葱丝各适量。

做法: ❶ 白萝卜洗净，去皮切片；平菇洗净，撕小朵。❷ 油锅烧热，放入姜丝、白萝卜片翻炒，加适量水大火煮开，放入平菇、盐煮至熟，撒上葱丝即可。

⬇ **减脂关键点**

具有行气作用的白萝卜，与低碳水化合物、低热量的平菇搭配做汤，口味清淡，非常适合"三高"患者。

平菇炒鸡蛋

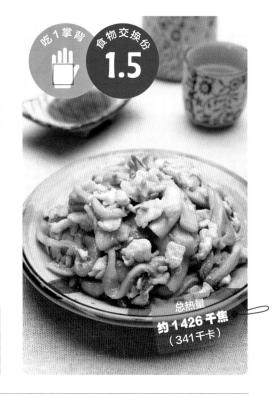

原料: 平菇400克,鸡蛋3个(约150克),植物油、盐各4克,葱花适量。

做法: ❶ 平菇洗净,撕小朵;鸡蛋打入碗中,搅匀。❷ 油锅烧热,倒入鸡蛋液炒熟,盛出。❸ 锅留底油,放入平菇翻炒至八分熟,放入鸡蛋翻炒,出锅前加盐调味,撒葱花即可。

总热量
约1426千焦
(341千卡)

 降压关键点

在菌菇类食材中,平菇是含钠较低的一种,"三高"患者可以适量多吃一点。

菱角番茄菌菇粥

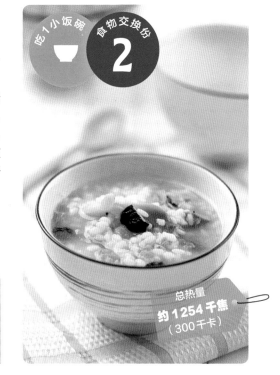

原料: 菱角60克,番茄100克,平菇、香菇、粳米各50克,植物油、盐各3克。

做法: ❶ 平菇洗净,撕小朵;番茄洗净,去皮切块;香菇洗净,去蒂切块;菱角洗净,去壳切块;粳米淘洗干净。❷ 油锅烧热,放入番茄块煸炒出汁。❸ 加适量水,放入粳米、菱角块、平菇、香菇块,大火煮开后转小火焖煮至食材熟,加盐调味即可。

总热量
约1254千焦
(300千卡)

 控糖小窍门

菱角含有淀粉和葡萄糖,是中等升糖指数的食材,不宜煮得过烂,熟后就可以关火了。

白萝卜

延缓食物吸收，辅助降脂

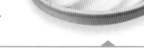

🔥 **热　　量**　16千卡/每100克

▽ **关键营养素**　钾、钙、膳食纤维

✕ **推荐吃法**　榨汁、做汤、凉拌

👍 **对"三高"患者的益处**

白萝卜水分多、热量低，食用后有饱腹感，能帮助"三高"患者减少对其他食物的摄入，较好地控制体重，减轻身体负担。

白萝卜 含有丰富的钾、钙，常吃可以软化血管，帮助降低血脂、稳定血压。

青萝卜 热量少，膳食纤维含量高，易产生饱腹感，对血糖和体重控制有利。

红心萝卜 含丰富的花青素，有抗氧化、降血压、保护血管的作用。

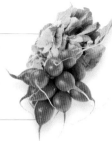

吃1小饭碗　食物交换份 **1**

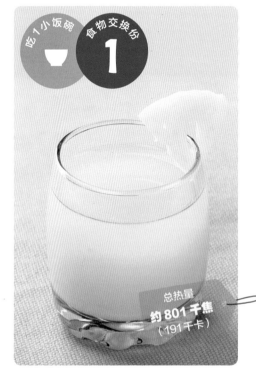

总热量 **约801千焦** (191千卡)

白萝卜鲜藕汁

原料：白萝卜、莲藕各300克。

做法：❶ 白萝卜洗净，去皮切块；莲藕洗净，去皮切块。❷ 白萝卜块、莲藕块放入榨汁机中，加300毫升水搅打成汁即可。

 减脂关键点

白萝卜和莲藕榨的汁，口味清甜，还富含膳食纤维和多种维生素，能清热生津，消食减脂。

凉拌萝卜丝

原料:白萝卜400克,香菜碎10克,香油、盐各2克,蒜蓉、酱油各适量。

做法: ❶ 白萝卜洗净,去皮切丝,用盐腌制10分钟,挤去水分。❷ 腌好的白萝卜丝放入碗中,加蒜蓉、酱油、香油、香菜碎,搅拌均匀装盘即可。

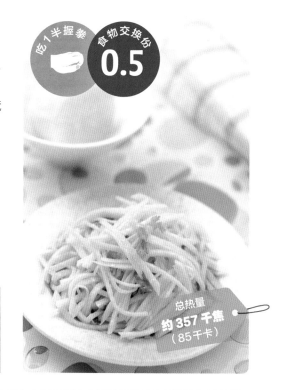

吃1半握拳

食物交换份
0.5

总热量
约357千焦
（85千卡）

 减盐小窍门

盐腌过的白萝卜会脱水,且变得比较咸,凉拌之前可以用凉开水冲洗一下,这样味道会变淡一些。

白萝卜羊肉汤

原料:白萝卜300克,羊肉200克,盐3克,植物油1克,青菜、姜片、八角、料酒各适量。

做法: ❶ 羊肉洗净,切块;白萝卜洗净,去皮切块;青菜洗净。❷ 油锅烧热,下姜片、八角爆香,放入羊肉块翻炒,加适量水大火煮开,加料酒转小火炖煮。❸ 待羊肉八成熟时,放入白萝卜块煮至所有食材烂熟,出锅前加青菜稍煮,加盐调味即可。

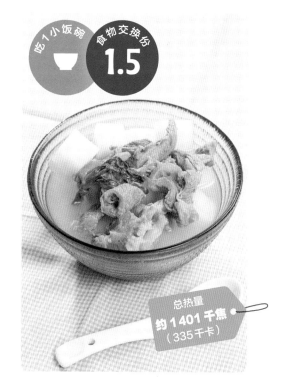

吃1小饭碗

食物交换份
1.5

总热量
约1401千焦
（335千卡）

 少油小窍门

用羊肉煮汤可以选择前腿肉或后腿肉,这些部位的热量和脂肪含量相对其他部位低一些。

竹笋

吸附脂肪，促进消化

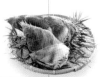

🔥 **热　　量**　23千卡/每100克
■■□□□□□□□□□□□

⌄ **关键营养素**　膳食纤维、钾、维生素C
✕ **推荐吃法**　凉拌、炒食

闽菜妙招

建议吃新鲜的竹笋，如果买的量一顿吃不完，可将竹笋放入保鲜袋中，根部朝里，挤出袋中空气，放冰箱冷藏。

春笋 清脆爽口，营养丰富，适合同肉一起炖煮，可促进消化，缓解便秘，提高人体免疫力。

冬笋 指冬季尚未出土的竹笋，肉质饱满、口感鲜美，适合清炒，可健脾养肝。

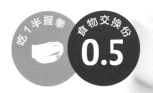

吃1半握拳　食物交换份
0.5

莴笋拌竹笋

原料: 莴笋、竹笋各200克，香油、盐各4克，料酒、姜末各适量。

做法: ❶ 莴笋、竹笋去皮，洗净切条。❷ 莴笋条和竹笋条分别入开水锅焯熟，捞出沥水。❸ 盐、姜末、料酒拌入竹笋条、莴笋条中，淋上香油即可。

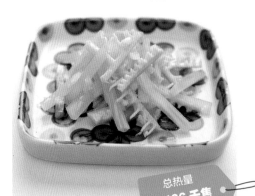

总热量
约466千焦
（111千卡）

控糖关键点

竹笋和莴笋都是低脂肪、低碳水化合物的食材，富含膳食纤维，能延缓碳水化合物的吸收，稳定餐后血糖。

三鲜炒春笋

原料： 春笋400克，香菇200克，鱿鱼、对虾仁各100克，植物油、盐各4克，葱花、蒜蓉、水淀粉各适量。

做法： ❶ 香菇洗净，去蒂切丁；春笋去皮，洗净切片，入开水锅焯1分钟，捞出沥干；鱿鱼洗净，切片；对虾仁去虾线，洗净。❷ 油锅烧热，下葱花、蒜蓉爆香，放入所有食材翻炒至熟，加盐调味，加水淀粉勾芡即可。

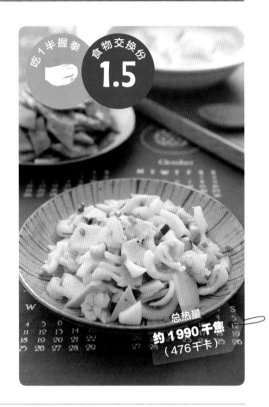

吃1半握拳

食物交换份
1.5

总热量
约1990千焦
（476千卡）

减盐小窍门

新鲜的春笋和水产品搭配烹调，大火快炒味道非常鲜美，出锅前加少量盐即可提鲜。

竹笋枸杞头

原料： 枸杞头100克，竹笋400克，植物油、盐各4克，红甜椒、姜末各适量。

做法： ❶ 枸杞头去杂洗净；竹笋去皮，洗净切丝；红甜椒洗净，去子切丝。❷ 油锅烧热，下姜末爆香，放入枸杞头、竹笋丝和红甜椒丝翻炒，出锅前加盐调味即可。

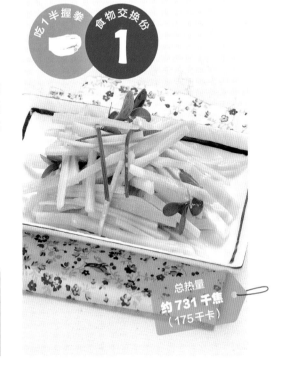

吃1半握拳

食物交换份
1

总热量
约731千焦
（175千卡）

减脂关键点

枸杞头有降血脂的功效，还能清热明目，适合高脂血症和糖尿病并发眼病患者食用。

魔芋豆腐

减脂，控血糖

🔥 **热　量**　48千卡/每100克

▮▯▯▯▯▯▯▯▯▯

💧 **升糖指数**　17　◀━低━━━

☰ **关键营养素**　膳食纤维

✖ **推荐吃法**　做汤

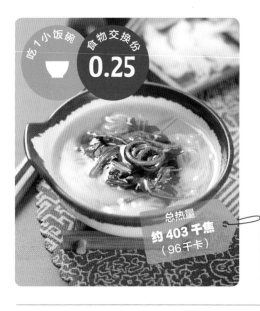

吃1小饭碗 🍚

食物交换份 **0.25**

总热量 **约403千焦** （96千卡）

荠菜魔芋豆腐汤

原料: 荠菜、魔芋豆腐各100克，盐1克，香油2克，番茄丝适量。

做法: ❶ 荠菜择洗干净，切碎；魔芋豆腐洗净，切丝。❷ 魔芋豆腐丝放入锅中，加适量水大火煮开，转小火煮熟。❸ 放入荠菜略煮，出锅前加香油、盐调味。❹ 盛入碗中，放上番茄丝点缀即可。

 控糖关键点

荠菜和魔芋豆腐都是低脂肪、高膳食纤维食材，同食可有效控制餐后血糖。

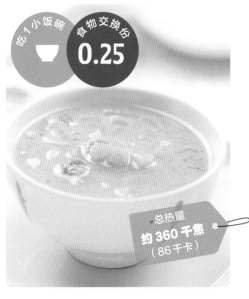

吃1小饭碗 🍚

食物交换份 **0.25**

总热量 **约360千焦** （86千卡）

魔芋豆腐冬瓜汤

原料: 魔芋豆腐、冬瓜各100克，海米5克，植物油、盐各2克，姜片、蒜蓉各适量。

做法: ❶ 冬瓜去皮去瓤，洗净切丁；魔芋豆腐洗净，切丝。❷ 油锅烧热，炸熟海米，下姜片、蒜蓉爆香。❸ 放入魔芋豆腐丝和冬瓜丁，加适量水大火煮开，转小火煮熟，出锅前加盐调味即可。

 减脂关键点

魔芋豆腐富含膳食纤维，饱腹感强，可帮助"三高"患者降低血脂和胆固醇，预防并发症的发生。

第五章

肉蛋奶类，
吃对了解馋
降"三高"

　　肉蛋奶是人体补充优质蛋白的主要来源，吃多少、怎么吃，对"三高"患者来说很关键。推荐"三高"患者每天吃40~75克畜禽肉、40~50克蛋类、300~500克奶类。在选择肉类的时候尽量选择牛肉、鸡胸肉等低脂肪、高蛋白的肉，搭配蔬菜做成美味菜肴。在烹饪的时候尽量选择蒸、煮等方法，这样既能保证每天营养所需，还能让身体没有太多负担。

推荐每天吃40~75克畜禽肉、40~50克蛋类、300~500克奶类

　　"三高"患者在禽畜肉的选择上优选红肉（包括牛瘦肉、猪瘦肉等），首选白肉（包括鸡肉、鸭肉、兔肉等），不选肥肉；蛋类每天吃1个，不要吃太多；奶类建议选择低脂牛奶或无糖酸奶等。肉类生食可按照1小鱼掌为单位来测量，蛋奶类重量测量较直观，用个或盒就能计算。

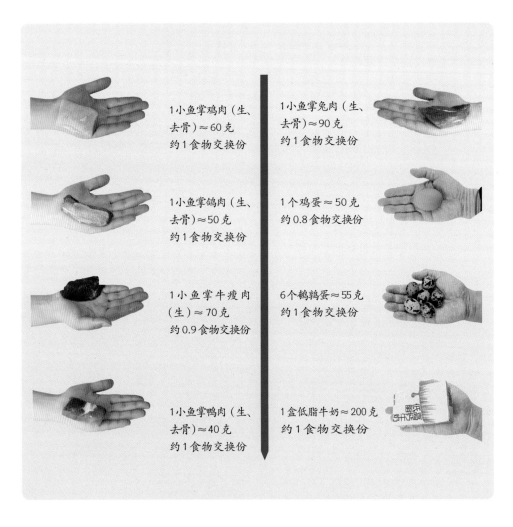

畜禽肉、蛋类、奶类手测量法图示

减少肉类脂肪的烹饪技巧

烹饪之前去掉肥肉或皮。肥肉和皮等油脂多的部位，在烹饪之前最好去掉。

入油锅煸炒去除部分油脂。像五花肉等油脂多的肉类，在烹饪之前可以入油锅煸炒去除多余油脂。

切成薄片或细丝。将肉切成薄片或细丝，可以增加受热面积，烹饪过程中，油脂更容易析出。

撇去荤汤和红烧汤汁的浮油。煲荤汤时，汤的表面会出现一层厚厚的油脂，喝之前建议撇去，红烧类的菜也是一样。

荤菜多用蒸或煮的方式烹饪。除了传统的红烧做法，建议多用清蒸或水煮的方式烹饪肉类，从而减少油脂的使用和摄入。

市售奶类和奶制品该怎么选

"三高"患者要控制饮食热量，应根据自身血脂情况选择不同脂肪含量的牛奶。血脂高的患者建议选择低脂牛奶或脱脂牛奶；血脂正常的患者不用刻意选择低脂牛奶、脱脂牛奶，因为脱脂过程中，一些脂溶性维生素被去除了，所以建议交替喝全脂牛奶。

另外，也没有必要选高钙奶，因为高钙奶中多出的钙是人为添加的钙，多为碳酸钙，吸收率较低。调制乳也尽量不选，它配料复杂，可能含有食用香精、白砂糖、糖浆等，对稳定血糖不利。奶粉类的脂肪含量是鲜乳的好几倍，不利于控制体重，因此要严格控制食用量。

产品种类：巴氏杀菌乳
配料：生牛乳
免疫球蛋白含量≥200毫克/升
乳铁蛋白含量≥50毫克/升
α-乳白蛋白含量≥900毫克/升
β-乳球蛋白含量≥3000毫克/升
贮存条件：请于2~6℃冷藏存放
保质期：15天
上市日期和生产日期：见封口处

产品类型：全脂调制乳
配料：生牛乳、水、白砂糖、结晶果糖、香蕉浆、食品添加剂（单硬脂酸甘油酯、蔗糖脂肪酸酯、三聚磷酸钠、卡拉胶、瓜尔胶、磷酸三钠）、食用香精
香蕉浆添加量：104.5毫克/100毫升

尽量选择配料只有生牛乳的产品。花生牛奶、香蕉牛奶、复原乳等配料很多，属于调制乳，不适合"三高"患者饮用。

123

牛瘦肉

富含镁和硒，有利于稳定血压

- 🔥 **热　　量**　113千卡/每100克 ▮▮▯▯▯▯▯▯▯▯▯▯
- 🌡 **升糖指数**　46 ━━━━●━━━━ 低
- ⬇ **关键营养素**　镁、硒、蛋白质
- ✖ **推荐吃法**　炖煮、炒食

囤菜妙招

新鲜的肉类可按照每次食用量切好，用保鲜袋密封，放冰箱冷冻保存。

牛里脊 牛身上最细嫩的肉。营养和其他部位差不多，所含的镁和硒能提高免疫力，维护心血管健康。

牛腩 牛腹及靠近牛肋处的肉，瘦肉较多，脂肪较少，适合红烧、炖煮。

牛腱 牛肩膀到前腿的肉，脂肪相对较少，蛋白质含量高，结实有嚼劲，适合做卤菜和酱菜。

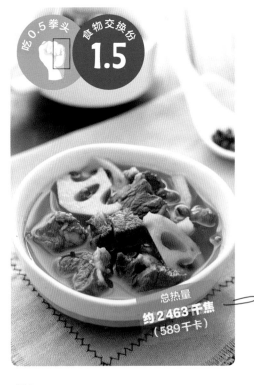

吃0.5拳头

食物交换份 **1.5**

总热量 **约2463千焦** （589千卡）

莲藕炖牛腩

原料: 牛腩150克，莲藕200克，盐4克。

做法: ❶ 牛腩洗净切块，入开水锅汆去血水，捞出沥干；莲藕洗净，去皮切片。❷ 汆烫过的牛腩块和莲藕片放入锅中，加适量水大火煮开，转小火煮至食材熟烂，出锅前加盐调味即可。

⬇ 控糖小窍门

莲藕的淀粉含量在蔬菜中算比较多的，它可以替代部分谷类当主食食用，既能饱腹，也不会热量超标。

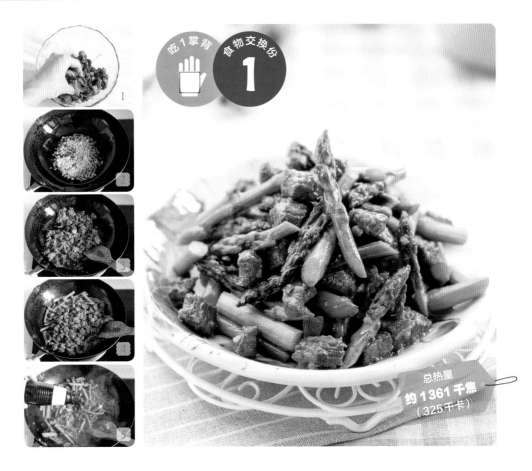

总热量
约 1361 千焦
（325千卡）

黑椒芦笋牛肉粒

原料: 牛里脊肉、芦笋各200克，植物油、盐各2克，蒜蓉、姜片、酱油、蚝油、黑胡椒粉、料酒、干淀粉各适量。

做法: ❶芦笋洗净，去老根，切小段; 牛里脊洗净，切丁，用料酒、蚝油、干淀粉、黑胡椒粉腌制15分钟，再滴少量植物油抓匀（图1）。❷油锅烧热，下姜片、蒜蓉爆香（图2），加入牛肉粒，迅速划散至刚刚变色，盛出（图3）。❸锅留底油，放入芦笋，加酱油，翻炒至芦笋段断生，放入牛肉粒翻炒（图4）。❹出锅前加黑胡椒粉翻炒均匀即可（图5）。

 减脂关键点

黑胡椒虽然有点儿辣味，但是有很强的抗氧化性，有助于清除体内自由基，改善动脉粥样硬化，调节脂质代谢。

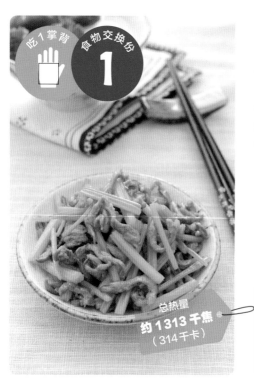

芹菜牛肉丝

原料:牛里脊肉、芹菜茎各200克,植物油、盐各2克,水淀粉、姜末、葱花各适量。

做法: ❶ 牛里脊肉洗净,切丝,用盐、水淀粉腌制1小时;芹菜茎洗净,切段。❷ 油锅烧热,下姜末、葱花爆香,放入腌制好的牛肉丝和芹菜段翻炒至熟即可。

总热量
约1313千焦
(314千卡)

减脂小窍门

"三高"患者最好选择牛里脊肉或牛腿肉,它们相比其他部位的牛肉脂肪含量更低。

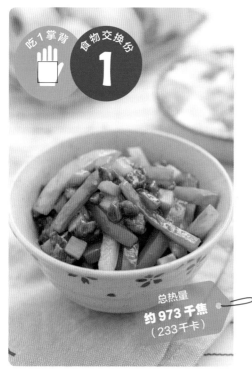

彩椒牛肉粒

原料:牛瘦肉150克,竹笋、红甜椒、黄甜椒、青椒各50克,植物油、盐各2克,葱花、料酒、酱油、干淀粉、蚝油各适量。

做法: ❶ 牛瘦肉洗净,切丁,用料酒、酱油、干淀粉腌制30分钟;竹笋去皮,洗净切丁;红甜椒洗净,去子切条。❷ 油锅烧热,下葱花爆香,放入牛肉丁,迅速划炒至变色。❸ 放入竹笋丁、红甜椒条,加蚝油翻炒均匀,出锅前加盐调味即可。

总热量
约973千焦
(233千卡)

降压关键点

牛肉含较多人体必需的氨基酸,脂肪和胆固醇含量较低,和具有降压功效的蔬菜同炒食用,能预防高血压、冠心病等。

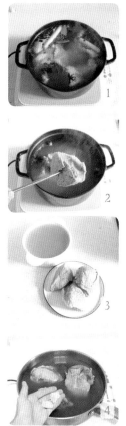

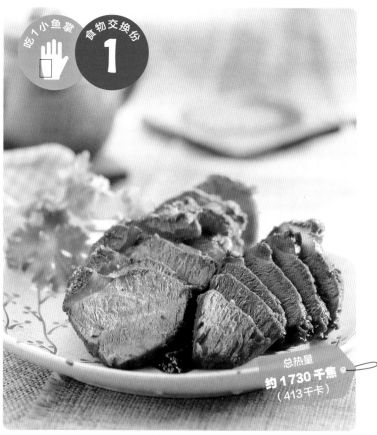

吃1小鱼掌 食物交换份 **1**

总热量
约1730千焦
（413千卡）

家常酱牛肉

原料： 牛后腱肉400克，冰糖2块（约4克），盐2克，大葱、姜、蒜头、酱油、料酒、花椒、茴香、八角、桂皮、香叶、陈皮、干山楂片各适量。

做法： ❶ 牛后腱肉洗净，切大块；大葱洗净，切段；姜洗净，切小块；蒜头去皮，洗净拍散。❷ 砂锅中放入葱段、姜块、拍散的蒜、干山楂片和所有香料，加适量水大火煮开。❸ 放入牛肉块（图1），待再次煮开转小火炖煮30~40分钟，至筷子稍微用力能扎透牛肉块（图2）。❹ 牛肉块和原汤分别盛放到两个餐具内（图3）放凉。❺ 另起一锅，锅中加入料酒、酱油、冰糖（图4），加入过滤掉香料的原汤和牛肉块大火煮开，转小火炖煮30~40分钟，加盐，转大火收至汤汁将尽，吃之前切片即可。

 减盐小窍门

烹制这道酱牛肉用的天然香料比较丰富，可以提升味道，限盐人群可以只放酱油上色，不用额外加盐。

猪瘦肉

补铁，增强抵抗力

🔥 **热　　量**　143千卡/每100克 ▮▮▯▯▯▯▯▯▯▯▯

💧 **升糖指数**　45　━━━━●━━ 低

⬇ **关键营养素**　锌、镁、蛋白质

❌ **推荐吃法**　炒食、做汤

👍 **对"三高"患者的益处**

相较猪五花肉来说，猪瘦肉脂肪含量低，更易被消化。

猪里脊 是猪肉中肉质比较嫩的肉，脂肪和胆固醇含量相对较低，含有丰富的维生素、蛋白质等。

猪腿肉 是猪腿部的肉，这一部分皮厚、筋多、瘦肉多，适合炖煮。

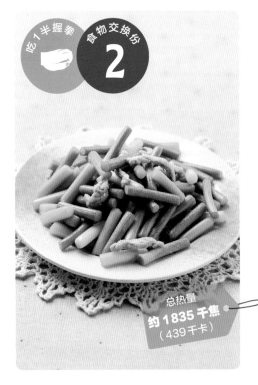

吃1半握拳

食物交换份
2

总热量
约1835千焦
（439千卡）

蒜薹炒肉丝

原料： 蒜薹300克，猪瘦肉丝150克，植物油、盐各3克，姜片、酱油各适量。

做法： ❶ 蒜薹洗净，切段；猪瘦肉丝洗净，用酱油腌制10分钟。❷ 油锅烧热，下姜片爆香，放入猪瘦肉丝迅速划炒至变色，放入蒜薹段翻炒至熟，出锅前加盐调味即可。

⬇ **减脂关键点**

蒜薹含有丰富的膳食纤维，可促进肠胃蠕动，防治便秘，还可辅助降血脂，预防冠心病和动脉粥样硬化。

黄花菜炖猪肉

原料: 猪瘦肉150克,黄花菜100克,盐2克,姜片、葱丝、料酒各适量。

做法: ❶ 黄花菜放入开水锅焯一下,再放入水中浸泡20分钟;猪瘦肉洗净,切块。❷ 将黄花菜和猪瘦肉块放入砂锅中,加料酒、姜片、葱丝和适量水大火煮开,转小火炖煮至肉熟烂,加盐调味即可。

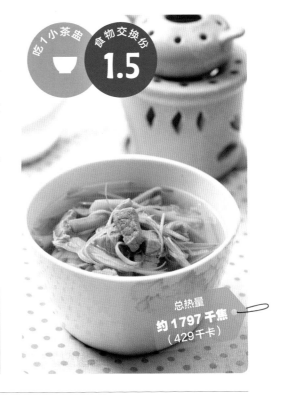

吃1小茶盅

食物交换份
1.5

总热量
约1797千焦
(429千卡)

 降压关键点

黄花菜含钙量在蔬菜中是比较高的,搭配猪瘦肉做汤,可以补充较充足的钙,从而有利于控制血压。

青椒炒肉片

原料: 青椒200克,猪瘦肉150克,植物油、盐各2克,料酒适量。

做法: ❶ 青椒洗净,去子切片;猪瘦肉洗净,切片,用料酒腌制片刻。❷ 油锅烧热,放入猪瘦肉片迅速划炒至变色,再放入青椒片翻炒至熟,出锅前加盐调味即可。

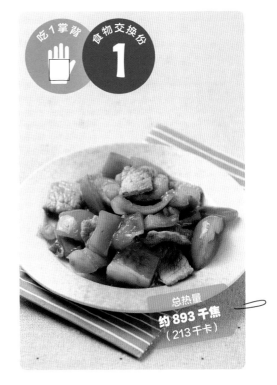

吃1掌背

食物交换份
1

总热量
约893千焦
(213千卡)

 减盐小窍门

如果不想摄入太多盐分,腌制肉片时可不放盐。

鸭肉

清热利尿

🔥 **热　　量**　240千卡/每100克
▪▪▪▪▫▫▫▫▫▫▫▫▫

💧 **升糖指数**　46 ━━━━━●━━━ 低

⬇️ **关键营养素**　B族维生素、硒、蛋白质

✖️ **推荐吃法**　做汤

👍对"三高"患者的益处
鸭肉能补充2型糖尿病患者因胰岛素抵抗消耗的B族维生素，还能改善受高血糖侵害的周围神经。

鸭胸脯 是鸭胸部内侧的肉，蛋白质、钾、铁等营养素含量高，有利于利尿消肿。

鸭掌 含有丰富的胶原蛋白并且低脂、低碳水化合物。其含有的烟酸可预防心血管疾病。

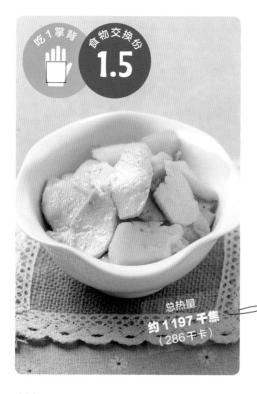

吃1掌背　食物交换份 **1.5**

总热量 约 **1 197 千焦**
（286千卡）

菠萝鸭片

原料：鸭胸肉、菠萝肉各200克，植物油、盐各2克，料酒、姜末、干淀粉、白胡椒粉各适量。

做法：❶ 鸭胸肉洗净，切片，用料酒、姜末、干淀粉、白胡椒粉腌制片刻；菠萝肉切块，用盐水浸泡片刻。❷ 油锅烧热，放入鸭胸肉片划炒至变色，再放入菠萝块，加盐炒至食材全熟即可。

⬇️ 减盐小窍门
菠萝天然的酸味让这道菜很开胃，而且用盐水浸泡过后，菠萝表面也吸附了一些盐分，烹调时可不放盐。

滑炒鸭丝

原料: 鸭胸肉200克,竹笋400克,植物油、盐各4克,香菜、鸡蛋清、干淀粉各适量。

做法: ❶ 鸭胸肉洗净,切丝,用盐、鸡蛋清、干淀粉拌匀;竹笋去皮,洗净切丝;香菜洗净,切段。❷ 油锅烧热,放入鸭胸肉丝划炒至变色,放入竹笋丝、香菜段炒至食材全熟即可。

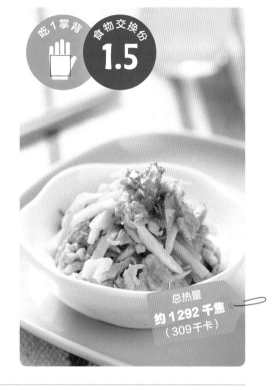

吃1掌背 食物交换份 **1.5**

总热量
约1292千焦
(309千卡)

减脂关键点

竹笋是低碳水化合物、低脂肪、高膳食纤维的食材,有促进肠道蠕动、防治便秘的功效,被称为"刮油菜"。

莲子薏米煲鸭汤

原料: 鸭肉100克,薏米50克,鲜莲子10克,盐2克,香菜碎、姜片、红甜椒丝、黄甜椒丝各适量。

做法: ❶ 鸭肉洗净,切块,入开水锅汆去血水,捞出沥干;薏米洗净,提前浸泡一晚;鲜莲子洗净。❷ 将姜片、鲜莲子、薏米、鸭肉块依次放入锅中,加适量开水大火煮开,转小火炖煮至食材全熟,出锅前加盐调味,加香菜碎、红甜椒丝、黄甜椒丝即可。

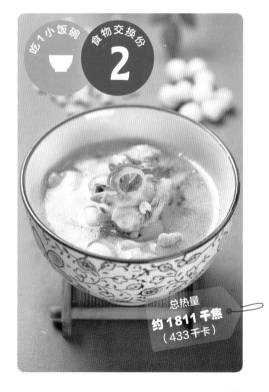

吃1小饭碗 食物交换份 **2**

总热量
约1811千焦
(433千卡)

控糖关键点

鸭肉富含的硒可以清除体内自由基,和莲子同食能帮助糖尿病患者维持血糖平衡。

鸡肉

脂肪含量低

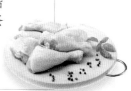

- 🔥 **热 量** 145千卡/每100克
- 🩸 **升糖指数** 45 低
- ⬇️ **关键营养素** 锌、蛋白质、B族维生素
- ❌ **推荐吃法** 炒食、凉拌、煲汤

🔥 对"三高"患者的益处

鸡肉高蛋白、低脂肪，蛋白质消化率很高，容易被人体吸收，有很好的补益作用。

鸡胸肉 相比其他部位的肉，热量、脂肪含量最低，蛋白质含量最高，适合控制体重的"三高"患者食用。

鸡翅中 是鸡身上较为鲜嫩可口的部位，富含胶质，很容易被人体消化。

鸡腿 肉质较紧实，脂肪含量比鸡翅低，蛋白质含量较高。

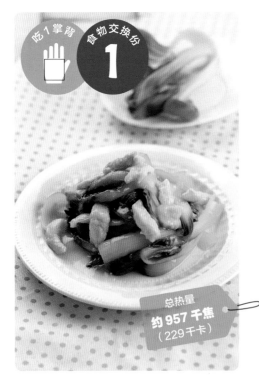

吃1掌背

食物交换份 **1**

总热量
约957千焦
（229千卡）

鸡胸肉炒油菜

原料： 鸡胸肉150克，油菜300克，植物油、盐各1克，酱油、料酒、姜末、干淀粉各适量。

做法： ❶ 油菜洗净；鸡胸肉洗净，切成条，用酱油、料酒、姜末、干淀粉腌制10分钟。❷ 油锅烧热，下姜末爆香，放入鸡肉条翻炒。❸ 放入油菜继续翻炒，出锅前加盐调味即可。

⬇️ 降压关键点

鸡肉脂肪含量低，B族维生素含量高，食用后能增强机体对葡萄糖的利用率。油菜富含维生素C，有助于降低人体胆固醇含量，预防血管硬化，稳定血压。

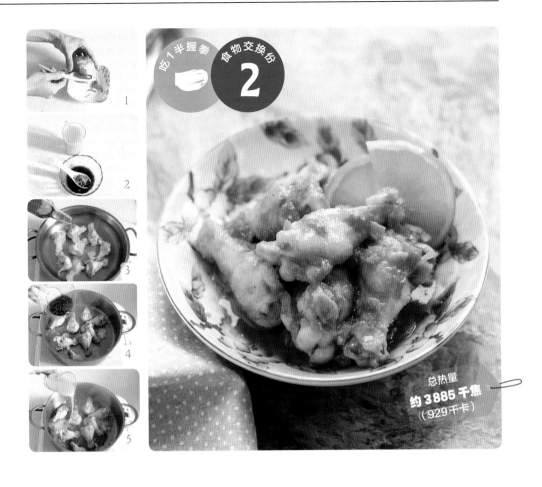

吃1半握拳 食物交换份
2

总热量
约3885千焦
(929千卡)

香橙翅根

原料:鸡翅根8个(约400克),橙子200克,植物油3克,盐2克,葱末、姜片、酱油、料酒、蚝油、香油各适量。

做法: ❶ 鸡翅根洗净;橙子洗净,削皮,取一半橙皮、切成细末,剩余果肉榨汁(图1)。❷ 酱油、盐、蚝油、橙皮末放在碗中,调成料汁(图2)。❸ 鸡翅根从中间切一刀,放入凉水锅中,加姜片、料酒,大火煮开后捞出沥干,用温水洗净,并用厨房纸巾吸去水分。❹ 油锅烧热,放入翅根,中火煎至表面金黄,下葱末、姜片爆香,加料酒(图3),转大火煮开,翻炒至蒸汽散尽,加入调好的料汁(图4)和橙汁炒匀(图5),大火煮开后转小火,盖上锅盖,炖煮至汤汁收尽,淋入香油即可。

 控糖小窍门

橙汁榨好后不要过滤掉其中的粗纤维,而要倒入锅中和翅根一起炖煮,因为粗纤维能延缓血糖升高速度。

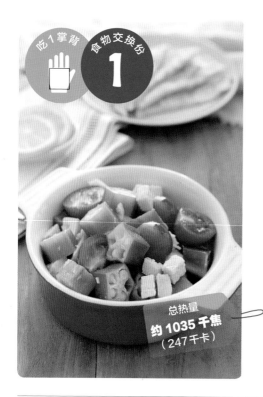

秋葵拌鸡肉

原料:鸡胸肉150克,秋葵、圣女果各100克,盐、香油各2克。

做法: ❶秋葵、鸡胸肉和圣女果分别洗净。❷秋葵入开水锅焯2分钟,捞出沥干,去蒂切成1厘米长的小段;鸡胸肉入开水锅煮熟,捞出沥干,切成1厘米的方块;圣女果对半切开。❸将切好的秋葵段、鸡胸肉块和圣女果盛入碗中,加盐、淋上香油拌匀即可。

总热量
约1035千焦
(247千卡)

 控糖关键点

秋葵营养丰富,升糖指数低,和同样低热量、低升糖指数的圣女果及鸡胸肉凉拌食用,有利于血糖的控制。

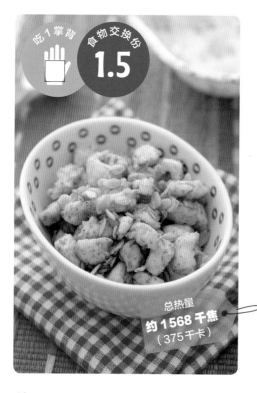

麦香鸡丁

原料:鸡胸肉150克,燕麦片50克,植物油3克,盐1克,花椒粉、水淀粉各适量。

做法: ❶鸡胸肉洗净,切丁,用盐、水淀粉腌制10分钟。❷油锅烧热,放入鸡胸肉丁快速划炒至变色,盛出。❸锅中留油,放入燕麦片,炸至金黄色,捞出沥油。❹锅留底油,放入鸡胸肉丁、燕麦片翻炒,出锅前加花椒粉、盐调味即可。

总热量
约1568千焦
(375千卡)

 少油小窍门

捞出用油炸过的燕麦片,放在吸油纸上吸去多余油脂,这样能减少油脂的摄入。

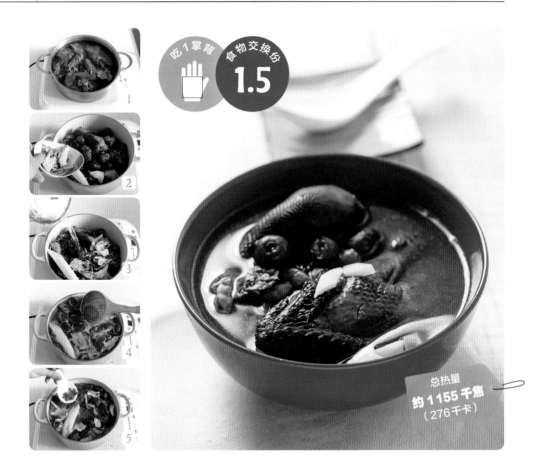

吃1掌背 食物交换份 **1.5**

总热量
约1155千焦
（276千卡）

黄芪乌鸡汤

原料:乌鸡150克，黄芪10克，红枣20克，盐2克，姜片、枸杞、葱白、料酒各适量。

做法: ❶ 乌鸡洗净，剁大块；黄芪洗净，剪成小片；红枣洗净。❷ 锅中加适量水，放入姜片和料酒，放入乌鸡块（图1），大火煮开后将鸡块捞出，用温水洗净。❸ 乌鸡块放入砂锅，加黄芪片、葱白、姜片、红枣（图2），加1500~2000毫升水（图3）大火煮开，撇去浮沫后加料酒（图4），转小火炖煮1小时。❹ 放入洗净的枸杞（图5），继续炖煮15分钟，出锅前加盐调味即可。

 减脂关键点

乌鸡蛋白质含量比普通鸡略高，而脂肪含量仅为普通鸡的1/4左右，是名副其实的高蛋白、低脂肪食物。

鸽肉

防止胰岛 β 细胞被破坏

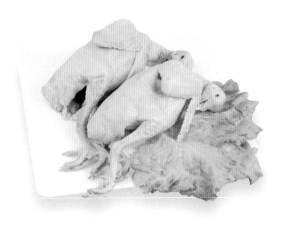

🔥 **热　　量**　201千卡/每100克
▮▮▮▯▯▯▯▯▯▯

✅ **关键营养素**　蛋白质、硒、维生素A

❌ **推荐吃法**　煲汤、蒸食

👍 **对"三高"患者的益处**

鸽肉是"三高"患者补充优质蛋白的食物之一。鸽肉还含有一定量的硒，能防止胰岛 β 细胞被破坏，尤其对糖尿病患者有益。

鸽子适宜做汤或者蒸煮食用，这样更能保证鸽肉中的营养不流失。同时，这样的烹饪方式也能减少"三高"患者调味品的摄入。

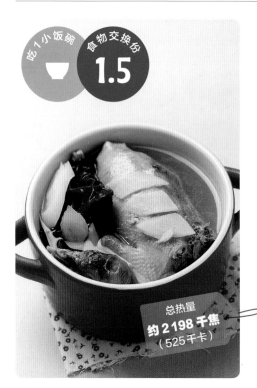

吃1小饭碗

食物交换份 **1.5**

总热量
约2198千焦
（525千卡）

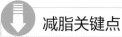

鸽肉木耳汤

原料：鸽子250克，干黑木耳10克，盐2克，姜片、葱段各适量。

做法：❶ 鸽子洗净，切块；干黑木耳泡发。
❷ 鸽肉块、泡发好的黑木耳、姜片、葱段放入锅中，加适量水大火煮开，转小火炖煮。
❸ 待鸽肉块熟烂，加盐调味即可。

⬇ **减脂关键点**

鸽肉脂肪含量较少，瘦肉较多，胆固醇含量较低，"三高"患者适量吃有利于控制血糖、血压和血脂。

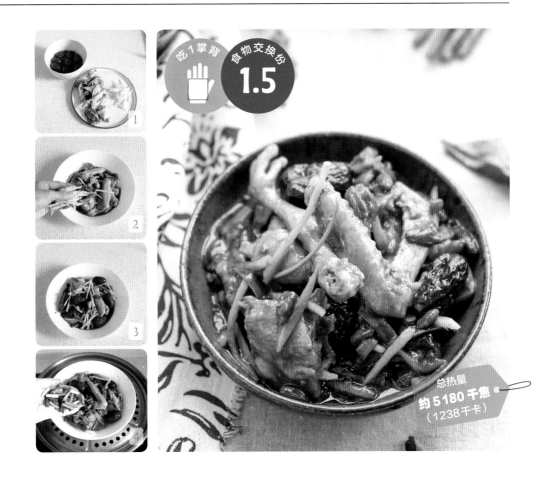

吃1掌背 食物交换份 **1.5**

总热量
约5180千焦
（1238千卡）

红枣枸杞蒸鸽子

原料:鸽子1只（约600克），红枣10克，枸杞5克，植物油、盐各1克，葱、姜、干淀粉、酱油、黄酒各适量。

做法: ❶ 鸽子洗净，切块；姜洗净，切粗丝；红枣、枸杞分别洗净，浸泡片刻（图1）；葱洗净，切段。❷ 鸽肉块放入深盘中，加盐、干淀粉搅拌均匀，再加酱油、黄酒、植物油搅拌均匀。❸ 姜丝（图2）和泡好的红枣、枸杞一起放入鸽肉块盘中拌匀（图3），腌制15分钟。❹ 深盘上蒸锅蒸25~30分钟关火，开盖撒上葱段（图4），再闷1分钟即可。

 控糖关键点

鸽肉以清蒸或煲汤为佳，这样能使营养成分保存得较好，再搭配红枣、枸杞，特别适合给体质较差的糖尿病患者补充营养。

兔肉

预防动脉粥样硬化

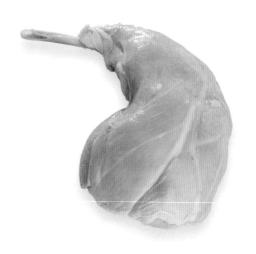

🔥 **热 量** 102千卡/每100克
▮▮▯▯▯▯▯▯▯▯▯

☑ **关键营养素** 蛋白质、卵磷脂
☒ **推荐吃法** 煲汤、炒食

👍 **对"三高"患者的益处**
兔肉含有丰富的蛋白质,脂肪和胆固醇含量较低,非常符合"三高"患者对营养的需求,有"荤中之素"之称。

> 兔肉的热量只有鸡肉的3/4左右,"三高"患者可偶尔选择脂肪更少的兔肉代替鸡肉,蒸煮、清炖都是不错的选择。

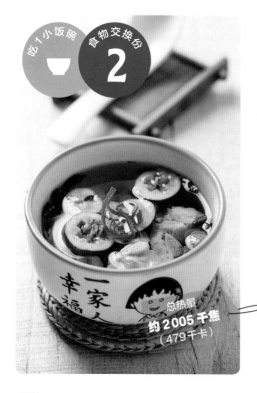

吃1小饭碗 食物交换份 **2**

一家幸福

总热量约2005千焦(479千卡)

山楂兔肉枸杞汤

原料:兔肉400克,枸杞、鲜山楂片各20克,盐4克,红甜椒、姜片各适量。

做法: ❶ 兔肉洗净,切块;红甜椒洗净,去子切丝。❷ 兔肉块、姜片放入锅中,加适量水大火煮开,撇去浮沫,转小火炖煮至兔肉块熟烂,放入枸杞、鲜山楂片稍煮。❸ 出锅前加盐调味,撒上红甜椒丝即可。

⬇ **控糖关键点**
兔肉和山楂、枸杞同煮,对肥胖型糖尿病患者和预防糖尿病眼部并发症有一定的益处。

黄瓜炒兔肉

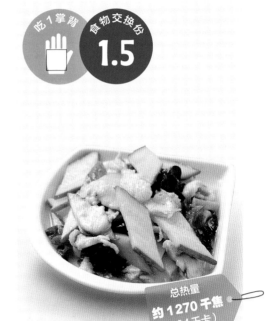

吃1掌背 食物交换份 **1.5**

原料:兔肉250克,黄瓜200克,植物油、盐各2克,姜片、干黑木耳各适量。

做法: ❶ 兔肉、黄瓜分别洗净,切片;干黑木耳泡发,撕小朵。❷ 油锅烧热,下姜片爆香,放入兔肉片、黄瓜片、黑木耳翻炒,出锅前加盐调味即可。

 降压关键点

黄瓜可稳定血压;兔肉所含的卵磷脂、烟酸能保护血管,预防动脉粥样硬化。两者搭配营养丰富、均衡。

总热量 **约1270千焦** (304千卡)

黄豆干贝煲兔肉

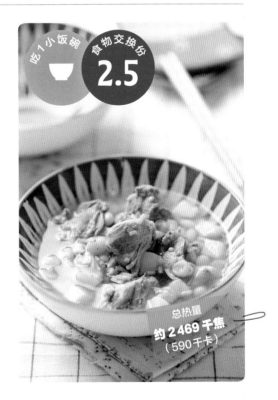

吃1小饭碗 食物交换份 **2.5**

原料:兔肉200克,黄豆、荸荠各50克,干贝60克,盐2克。

做法: ❶ 兔肉洗净,切块;黄豆洗净,提前浸泡一晚;荸荠去皮,洗净切块;干贝提前泡软。❷ 黄豆、荸荠块、干贝放入锅中,加适量水大火煮开,放入兔肉块,待再次煮开转小火炖煮至兔肉熟烂,出锅前加盐调味即可。

 减盐小窍门

干贝含有一定的盐分,泡软之后再用温水清洗一下,以去除表面盐分。

总热量 **约2469千焦** (590千卡)

鸡蛋

改善血液循环和血压状态

🔥 **热　量**　139千卡/每100克

▮▮▯▯▯▯▯▯▯▯▯▯

☑ **关键营养素**　蛋白质、卵磷脂、DHA、铁

❌ **推荐吃法**　炒食、做汤

闽菜妙招

生鸡蛋壳上可能会有沙门氏菌，因此一定要用保鲜袋或保鲜盒密封好再放进冰箱冷藏。

鸡蛋 含有的维生素B_2有辅助分解脂肪，维持脂类代谢的功能。但蛋黄的胆固醇含量高，建议每天吃1个鸡蛋即可。

鹅蛋 含有多种蛋白质，有利于人体吸收，但其脂肪和胆固醇含量都较高，因此"三高"患者要少吃。

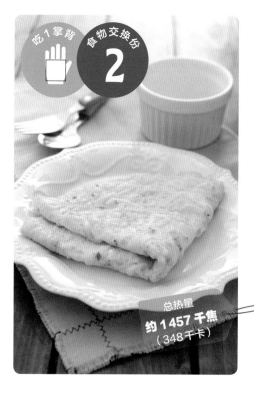

吃1掌背　食物交换份 **2**

总热量
约 **1457 千焦**
（348千卡）

银鱼煎蛋

原料： 银鱼50克，鸡蛋4个（约200克），植物油2克，葱花、姜末、盐各适量。

做法： ❶ 鸡蛋打入碗中，搅匀；银鱼洗净。❷ 油锅烧热，下葱花、姜末爆香，放入银鱼翻炒至银鱼变白，盛出。❸ 将银鱼放入打散的鸡蛋中，撒上葱花、盐搅拌均匀。❹ 油锅烧热，倒入银鱼鸡蛋液，待凝固即可盛出。

减脂关键点

银鱼富含不饱和脂肪酸、蛋白质和钙，能帮助清血管，降低血液中胆固醇含量，对心脑血管有益。

空心菜鸡蛋汤

原料: 空心菜300克,鸡蛋1个(约50克),盐1克,香油3克。

做法: ① 空心菜洗净,切段;鸡蛋打入碗中,搅匀。② 锅中加适量水,大火煮开,放入空心菜段稍煮片刻。③ 出锅前打入鸡蛋液,慢慢搅动至汤再次烧开,加盐,淋上香油出锅即可。

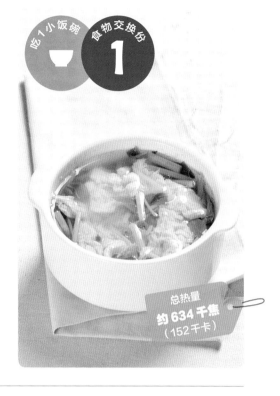

吃1小饭碗

食物交换份 **1**

总热量 约634千焦 (152千卡)

 降压关键点

空心菜含有丰富的钾,能有效参与碳水化合物和蛋白质等代谢,对稳定血压具有重要作用。

时蔬蛋饼

原料: 鸡蛋3个(约150克),胡萝卜、四季豆、香菇各50克,植物油4克,盐2克。

做法: ① 四季豆洗净,入开水锅焯熟,捞出沥干,剁碎;胡萝卜去皮,洗净剁碎;香菇洗净,去蒂剁碎。② 鸡蛋打入碗中,放入胡萝卜碎、香菇碎、四季豆碎、盐搅匀。③ 油锅烧热,倒入适量蛋液,煎熟后卷起,切成小段即可。

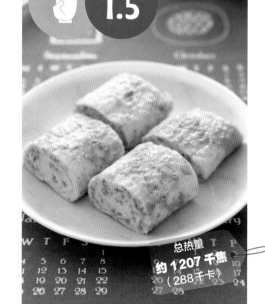

吃1指掌体

食物交换份 **1.5**

总热量 约1207千焦 (288千卡)

 控糖关键点

这道菜里有很多蔬菜,膳食纤维含量丰富,可以作为"三高"患者的主食,既有饱腹感,升糖指数也不高。

鹌鹑蛋

促进代谢，辅助降"三高"

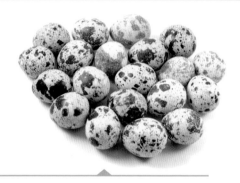

🔥 **热 量** 160千卡/每100克

▮▮▮□□□□□□□□□

☑ **关键营养素** 蛋白质、B族维生素、卵磷脂

✖ **推荐吃法** 做汤、炖煮

👍 对"三高"患者的益处

鹌鹑蛋富含的卵磷脂可防止血栓形成，保护血管壁，可帮助人体排出多余的胆固醇和甘油三酯。

鹌鹑蛋 含有维生素P等物质，有辅助降压的作用，从而降低血管脆性，保护血管壁。

鸽子蛋 钙、磷等元素含量在蛋类中相对较高，而且脂肪含量低，适合高脂血症患者适量食用。

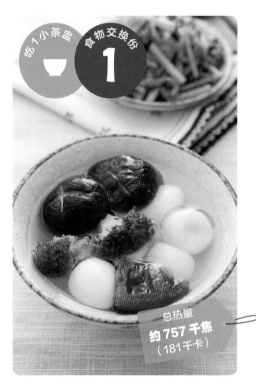

吃1小茶盅

食物交换份 **1**

总热量
约757千焦
（181千卡）

西蓝花鹌鹑蛋汤

原料:西蓝花200克，鹌鹑蛋60克，番茄100克，香菇70克，盐4克。

做法: ❶ 西蓝花洗净，掰小朵；鹌鹑蛋煮熟，过凉水剥去壳；香菇洗净，去蒂切十字刀；番茄洗净，去皮切块。❷ 香菇、鹌鹑蛋、西蓝花、番茄块放入锅中，加适量水大火煮开，转小火炖煮至食材全熟，加盐调味即可。

⬇ 减脂关键点

鹌鹑蛋与天然胰岛素"激活剂"西蓝花，还有香菇、番茄搭配做汤，食材丰富，营养互补，还有助于肥胖的人控制体重。

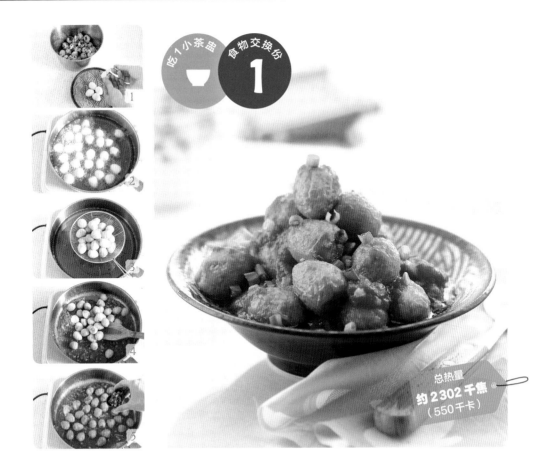

吃1小茶盅

食物交换份

1

总热量
约2302千焦
（550千卡）

虎皮鹌鹑蛋

原料：鹌鹑蛋300克，番茄
500克，盐3克，植物油、葱
花、蒜蓉、番茄酱、玉米淀粉
各适量。

做法： ❶ 番茄洗净，去皮切碎；鹌鹑蛋煮熟，过凉水
剥去壳（图1）。❷ 玉米淀粉撒在鹌鹑蛋上，摇动大碗
使之均匀裹在每颗鹌鹑蛋上；油锅烧热，放足量植物
油，烧至八成热，将鹌鹑蛋放入油锅炸（图2）。❸ 待
鹌鹑蛋炸至浅黄色，快速捞出（图3）。❹ 锅留底油，
加入蒜蓉中火爆香，放番茄碎，加盐炒出黏稠红汁后，
放入炸好的鹌鹑蛋（图4）。❺ 加番茄酱轻轻翻匀，
待鹌鹑蛋均匀挂上酱汁后，撒上葱花（图5）即可。

 少油小窍门

油炸鹌鹑蛋的过程要迅
速，这样过油时间很短，
不会吸太多油，而且表皮
也不容易被炸硬，口感依
旧很脆。

143

牛奶

补钙，稳定血压

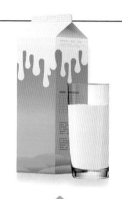

- 🔥 **热　量**　65千卡（全脂）/每100克
  ▮▮▯▯▯▯▯▯▯▯▯
- 💧 **升糖指数**　27　▬▬ 低
- ✌ **关键营养素**　钙、蛋白质、维生素A
- ✕ **推荐吃法**　煮粥、做汤

👍 对"三高"患者的益处
一盒市售250毫升的牛奶约含250毫克的钙，其所含蛋白质也易于"三高"患者吸收。

牛奶 富含的钙可与其他营养素协同作用，使机体产生更多能降解脂肪的酶，有降压、减脂的作用。

酸奶 用牛奶发酵或增加了乳酸菌的酸奶，能够降低体内胆固醇和甘油三酯，从而有助于降低血脂。

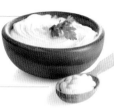

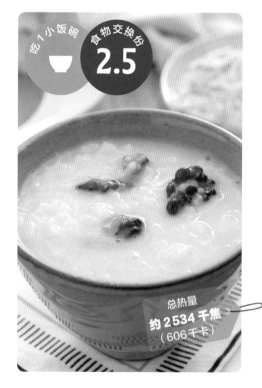

吃1小饭碗

食物交换份 **2.5**

总热量 **约2534千焦**（606千卡）

牛奶核桃粥

原料： 粳米80克，核桃仁50克，牛奶250克。

做法： ❶ 粳米洗净。❷ 粳米、核桃仁放入锅中，加适量水大火煮开，转小火熬煮成粥。❸ 倒入牛奶，再次煮开即可。

 控糖小窍门

牛奶煮开就有奶香，核桃也有浓郁的坚果香，因此做这道粥不需要放糖。

奶香蘑菇汤

原料: 口蘑250克,牛奶125克,洋葱150克,黄油、盐各2克,面粉10克,黑胡椒粉适量。

做法: ❶ 口蘑洗净,去蒂切片;洋葱去皮,洗净切末。❷ 锅中放入黄油,中火加热,待黄油熔化后放入面粉翻炒1分钟,盛出备用。❸ 用锅中剩余黄油翻炒洋葱末、口蘑片,倒入牛奶、适量水及炒过的面粉,搅匀。❹ 出锅前加盐、黑胡椒粉搅匀即可。

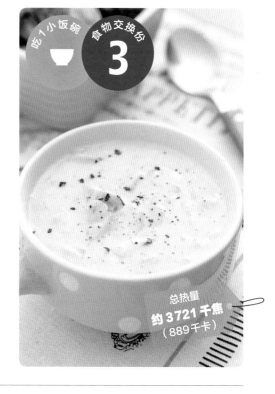

吃1小饭碗　食物交换份
3

总热量
约3721千焦
（889千卡）

 减脂小妙招

可以将黄油入锅快速煎出香味,剩余没熔化的部分取出;或者购买低脂黄油,热量约为普通黄油的1/3。

山药牛奶燕麦粥

原料: 牛奶250克,燕麦片、山药各40克。

做法: ❶ 山药去皮,洗净切块,入开水锅焯2分钟。❷ 牛奶倒入锅中,放入山药块、燕麦片,加适量水小火煮,边煮边搅拌,煮至燕麦片、山药块熟烂即可。

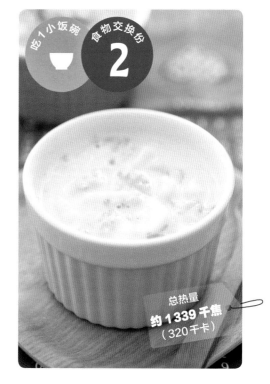

吃1小饭碗　食物交换份
2

总热量
约1339千焦
（320千卡）

 控糖关键点

糖尿病患者常喝牛奶可补充钙质,也可以稳定血糖,与山药、燕麦同煮食用,还能健脾益胃。

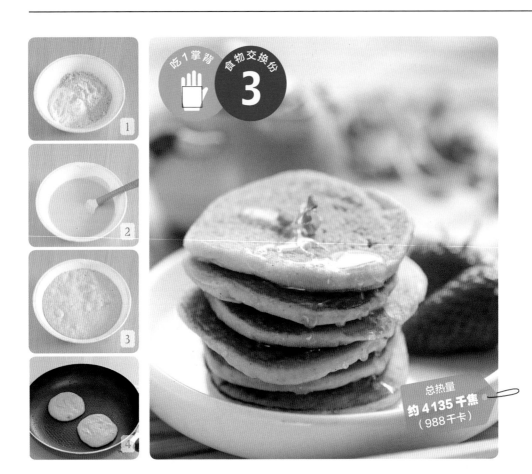

吃1掌背
食物交换份
3

总热量
约 4135 千焦
(988千卡)

奶香玉米煎饼

原料: 牛奶300克,玉米面粉150克,面粉60克,酵母5克,植物油3克。

做法: ❶ 玉米面粉和面粉放入大碗中(图1)拌匀。❷ 酵母溶于牛奶,冲入面粉碗中拌匀至无干面粉(图2),成稍具流动性的稠面糊。❸ 盖上保鲜膜,放到温暖处静置发酵,至面糊表面产生气泡、面糊呈膨胀状态(图3)即可。❹ 平底锅烧热,在锅底抹一层油,舀入适量面糊。用勺子背向四周推成圆形小饼,饼与饼之间留有空隙,以免粘连(图4),用小火煎,双面煎熟即可。

 减脂小窍门

黄色玉米面的脂肪含量比白色玉米面略少,但热量相当。建议"三高"患者选用黄色玉米面。

第六章

水产类，
补充优质蛋白的
首选

　　如果担心肉类脂肪含量较高，那么水产类就是"三高"患者补充蛋白质的最佳选择。鱼虾类水产品，除了含有易消化吸收的蛋白质外，还含有丰富的不饱和脂肪酸、钙、镁等，对心血管疾病患者很有帮助。用清蒸、凉拌等方式烹饪的水产品爽口又低脂，做汤能留住食材的鲜美味道，换着花样吃，既不单调又健康。

推荐每天吃40~75克水产品

鱼虾类水产品含有易消化吸收的蛋白质，且脂肪含量普遍较低（以丰富的不饱和脂肪酸为主），对心血管疾病患者大有益处。水产品可按照小鱼掌、平调羹为单位来测量。

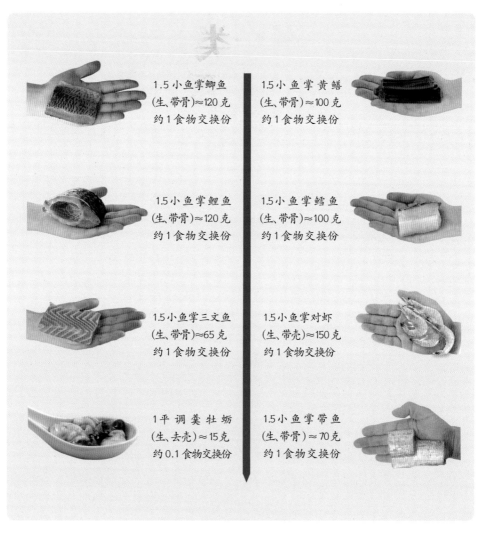

1.5小鱼掌鲫鱼
（生、带骨）≈120克
约1食物交换份

1.5小鱼掌黄鳝
（生、带骨）≈100克
约1食物交换份

1.5小鱼掌鲤鱼
（生、带骨）≈120克
约1食物交换份

1.5小鱼掌鳕鱼
（生、带骨）≈100克
约1食物交换份

1.5小鱼掌三文鱼
（生、带骨）≈65克
约1食物交换份

1.5小鱼掌对虾
（生、带壳）≈150克
约1食物交换份

1平调羹牡蛎
（生、去壳）≈15克
约0.1食物交换份

1.5小鱼掌带鱼
（生、带骨）≈70克
约1食物交换份

水产品手测量法图示

每周至少吃一次鱼，建议吃深海鱼

鱼类热量低，胆固醇含量低，蛋白质含量高。"三高"患者可适当多吃一些鱼类，尤其是深海鱼类，每周至少吃一次，可以辅助降低高血压、高血脂等心脑血管疾病的发病率。

相比淡水鱼类，深海鱼类不仅富含优质蛋白和维生素、矿物质等，还含有 ω-3脂肪酸（主要包括EPA和DHA两种）。EPA有助于保持血管畅通，预防血栓、中风或心肌梗死的发生，还有助于清除血液中堆积的脂肪，预防心脑血管疾病；DHA则可以起到健脑益智的作用，中老年人补充DHA有助于活跃思维，增强记忆力，预防阿尔茨海默病。

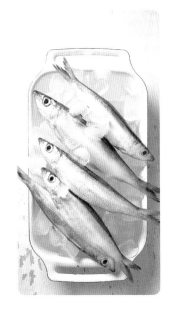

适合水产类的烹饪方法

在鱼类的做法、吃法上，"三高"患者最好采用少油烹调，如清蒸和清炖，不仅可减少营养流失，还不用放太多的调味品，可保留食材的原汁原味。

烹饪鱼类时，可适当添加料酒、葱、姜、醋、柠檬汁、胡椒粉等调味品，这有助于去除鱼腥味。

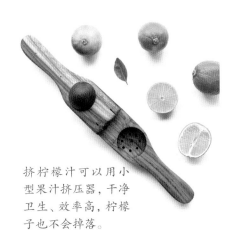

挤柠檬汁可以用小型果汁挤压器，干净卫生、效率高，柠檬子也不会掉落。

黄鱼

高蛋白，低脂肪

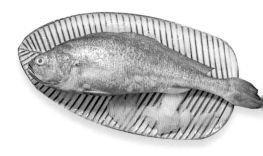

- 🔥 **热 量** 97千卡/每100克 ▮▯▯▯▯▯▯▯▯▯▯
- ⬇️ **关键营养素** 蛋白质、硒、钙、镁
- ❌ **推荐吃法** 清蒸、做汤

建议吃新鲜的鱼类，这样能最大限度摄入鱼肉中的营养，更有利于身体健康。

大黄鱼 肉质肥厚饱满，清蒸、红烧均可，刺很少，非常适合"三高"患者食用。

小黄鱼 肉嫩味鲜，刺稍多但细软，适合油炸，有健脾开胃、益气安神的功效。

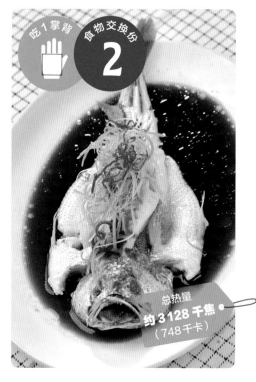

吃1掌背　食物交换份 **2**

总热量 约**3128千焦**（748千卡）

清蒸黄鱼

原料: 大黄鱼1条（约750克），植物油、盐各2克，红甜椒丝、料酒、蒸鱼豉油、姜片、葱丝各适量。

做法: ❶ 大黄鱼处理干净，用刀将鱼身一侧切开，用盐、料酒腌制10分钟。❷ 将姜片铺在鱼身上，上蒸锅蒸熟，倒掉腥水，淋上蒸鱼豉油，将葱丝、红甜椒丝铺在鱼身上。❸ 油倒入锅中烧热后，浇到葱丝和红甜椒丝上即可。

⬇️ 降压关键点

黄鱼含有丰富的蛋白质、矿物质和维生素，所含的硒能清除体内自由基，保持血管健康。

酥炸小黄鱼

原料：小黄鱼600克，鸡蛋2个（约100克），盐0.5克，植物油、面粉、白胡椒粉、孜然粉、料酒各适量。

做法： ① 小黄鱼处理干净，用料酒、盐、白胡椒粉、孜然粉腌制10分钟；鸡蛋打入碗中，搅匀。② 油锅烧至七成热，小黄鱼蘸取鸡蛋液之后裹上面粉，下油锅炸至两面金黄即可。

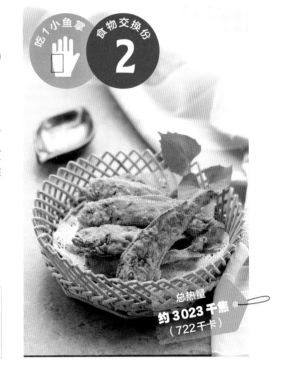

吃1小鱼掌
食物交换份
2

总热量
约3023千焦
（722千卡）

 少油小窍门

在小黄鱼身上刷少量油，放入空气炸锅中炸，可以减少用油量。

黄鱼豆腐煲

原料：大黄鱼1条（约750克），香菇60克，竹笋片20克，北豆腐100克，植物油、盐各2克，料酒、香油、水淀粉各适量。

做法： ① 大黄鱼处理干净，切成两段；北豆腐洗净，切小块；香菇洗净，去蒂切片。② 油锅烧热，放入大黄鱼段煎至两面金黄，加料酒、竹笋片、香菇片、适量开水大火煮开。③ 放入北豆腐块，待再次煮开转小火炖煮至食材全熟，用水淀粉勾芡，加盐，淋入香油即可。

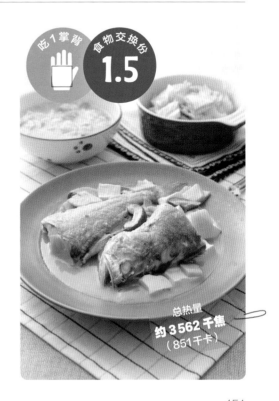

吃1掌背
食物交换份
1.5

总热量
约3562千焦
（851千卡）

 控糖关键点

这道菜既有植物蛋白，又有动物蛋白，还富含钙，升糖指数也低，常吃有利于稳定血糖。

鳕鱼

保护心血管系统

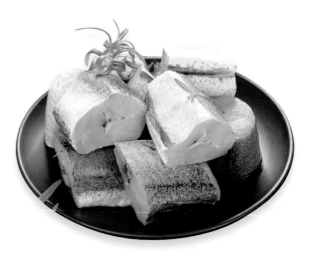

🔥 **热 量** 88千卡/每100克

▽ **关键营养素** 锌、硒、镁、蛋白质

✖ **推荐吃法** 清蒸、做汤

👍 **对"三高"患者的益处**

鳕鱼中含有的硒和镁可帮助维持胰岛素正常分泌，平衡血糖浓度，保护心血管，对防治高血压、高脂血症也有重要意义。

鳕鱼的皮嘌呤含量较高，因此"三高"合并痛风患者和尿酸过高者不宜食用鳕鱼皮。在烹饪之前将鱼皮去掉即可。

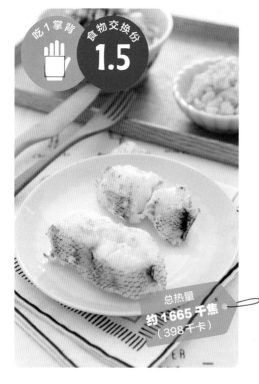

吃1掌背

食物交换份 **1.5**

总热量

约1665千焦
（398千卡）

柠檬煎鳕鱼

原料: 鳕鱼400克，柠檬60克，植物油、盐各2克，鸡蛋清、水淀粉各适量。

做法: ❶ 柠檬洗净，去皮榨汁；鳕鱼洗净，加盐、柠檬汁腌制片刻。❷ 腌制好的鳕鱼块裹上鸡蛋清和水淀粉。❸ 油锅烧热，放入鳕鱼煎至两面金黄即可。

⬇ **少油小窍门**

煎之前在锅底刷油，可以避免用油壶倒油时难以控制油的用量，从而减少油脂摄入。

清烧鳕鱼

原料: 鳕鱼250克, 盐1克, 姜片适量。

做法: ❶ 鳕鱼洗净, 切厚块, 用盐腌制20分钟。❷ 鳕鱼块、姜片放入锅中, 加适量水大火煮开, 转小火煮至熟, 出锅前加盐调味即可。

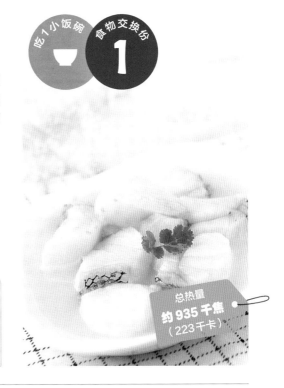

总热量
约935千焦
（223千卡）

 降压关键点

鳕鱼富含不饱和脂肪酸, 对心脑血管有很好的保护作用, 可以预防高血压并发心脑血管疾病。

吃1小饭碗 食物交换份 **1**

豌豆炒鳕鱼丁

原料: 鳕鱼250克, 熟豌豆100克, 植物油、盐各2克。

做法: ❶ 鳕鱼肉洗净, 切小丁。❷ 油锅烧热, 放入熟豌豆翻炒片刻, 再放入鳕鱼丁, 出锅前加盐调味即可。

吃1小饭碗 食物交换份 **2.5**

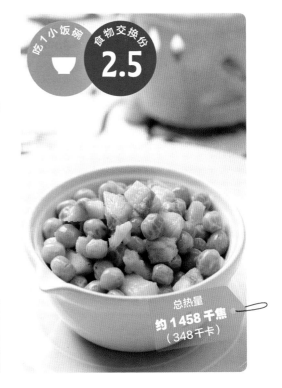

总热量
约1458千焦
（348千卡）

 减脂关键点

豌豆的热量较高, 如果当成蔬菜食用, 要适当减少主食的摄入量。

三文鱼

预防心脑血管疾病

- 🔥 **热　量** 190千卡/每100克
  ▮▮▯▯▯▯▯▯▯▯▯▯
- 💧 **升糖指数** 28 ◁低▷
- 🔽 **关键营养素** ω-3不饱和脂肪酸、蛋白质、钙
- ✖ **推荐吃法** 煎、做汤

最好选购看上去有光泽，用手触摸鱼肉感觉有弹性的，这样的三文鱼才新鲜。不建议生吃三文鱼，最好烹调后再食用。

三文鱼 其所含的ω-3不饱和脂肪酸对神经系统有一定保护作用，可有效降低"三高"患者并发心脑血管病的概率。

鳟鱼 鱼肉香嫩可口，营养丰富，含有丰富的不饱和脂肪酸，有降低血脂、滋补脾胃的作用。

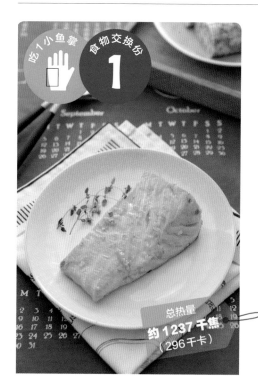

吃1小鱼掌　食物交换份 **1**

总热量 约 **1237千焦** （296千卡）

香煎三文鱼

原料：三文鱼200克，植物油2克，盐1克，葱花、姜末各适量。

做法：❶三文鱼洗净，擦干水分，用葱花、姜末、盐腌制15分钟。❷油锅烧热，放入腌好的三文鱼，煎至两面熟透即可。

 降压关键点

三文鱼含不饱和脂肪酸，还有亚麻酸、亚油酸，不仅有助于健脑，也能合成前列腺素，有助于降压。

彩椒三文鱼串

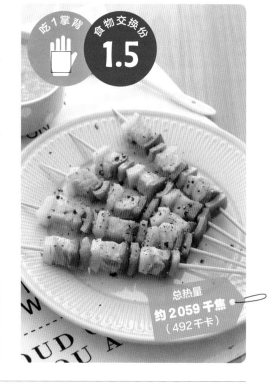

原料:三文鱼300克,青椒、黄甜椒、红甜椒各50克,橄榄油5克,盐1克,柠檬汁、黑胡椒粉、蜂蜜各适量。

做法: ❶ 三文鱼洗净,擦干水分,切块,用柠檬汁、盐、蜂蜜腌制15分钟;彩椒洗净,切片。❷ 用竹签将三文鱼块、彩椒片依次串好。❸ 油锅烧热,放入三文鱼串,煎炸至三文鱼变色,撒上黑胡椒粉即可。

吃1掌背

食物交换份 **1.5**

总热量 **约2059千焦** (492千卡)

 减盐小窍门

用盐、柠檬汁和蜂蜜腌制过后,三文鱼已经有酸甜的味道了,因此不放盐也可以。

三文鱼豆腐汤

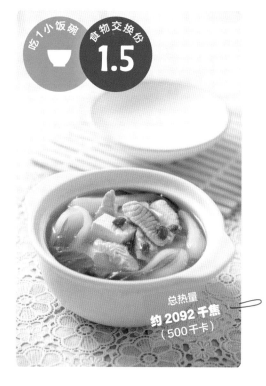

原料:三文鱼、豆腐各200克,油菜50克,枸杞15克,植物油、盐各1克,料酒、白胡椒粉各适量。

做法: ❶ 三文鱼洗净,擦干水分,切片,用盐、料酒、白胡椒粉腌制10分钟;豆腐洗净,切块;油菜洗净。❷ 油锅烧热,放入腌好的三文鱼煎至两面金黄,加适量水大火煮开,放入其他食材,待再次煮开后加盐调味即可。

吃1小饭碗

食物交换份 **1.5**

总热量 **约2092千焦** (500千卡)

 减脂关键点

三文鱼清蒸或煮汤食用,既能保留营养,又没有过多的热量,比较适合"三高"患者食用。建议挑选白色脂肪层少的部位。

带鱼

改善血液循环

🔥 **热　　量**　127千卡/每100克

▯▯▯▯▯▯▯▯▯▯▯▯

▼ **关键营养素**　镁、不饱和脂肪酸、蛋白质
✕ **推荐吃法**　红烧、炖煮

虽然带鱼胆固醇含量较低，不会对人体带来太大的负担，但其钠含量比较高，"三高"患者每日吃50克即可。

白带鱼 即我们平常所说的带鱼。个头较大，身体呈银白色，没有鱼鳞，是优质蛋白来源。

小带鱼 通常生活在沿海一带或河口附近。选购时要选择肉质紧实、无异味的，颜色发黄、破肚的不要购买。

吃2小鱼掌 🖐

食物交换份 **2**

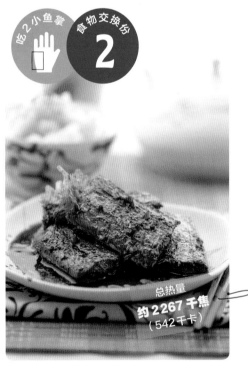

总热量

约2267千焦
（542千卡）

红烧带鱼

原料: 带鱼中段400克，植物油3克，盐、白糖各1克，葱花、姜丝、蒜蓉、蚝油酱油、香菜碎各适量。

做法: ❶ 带鱼中段处理干净，两面抹少量盐，加姜丝腌30分钟;酱油、蚝油、白糖、水、盐调成料汁，备用。❷ 油锅烧热，放入腌好的带鱼煎至两面金黄，盛出。❸ 锅留底油，下葱花、蒜蓉、姜丝爆香，调入料汁，大火煮开后放入煎好的带鱼，中火烧至汤汁浓稠，出锅前加香菜碎即可。

⬇ **降压关键点**

带鱼含较多镁，一周吃一两次，可改善血液循环，有利于预防高血压、冠心病等心脑血管疾病。

木瓜烧带鱼

原料:带鱼200克,木瓜160克,盐2克,料酒、醋各适量。

做法: ❶ 带鱼处理干净,切段;木瓜取果肉,切块。❷ 带鱼段、木瓜块放入砂锅中,加适量水大火煮开,加料酒转小火炖煮至带鱼熟透,出锅前加醋、盐调味即可。

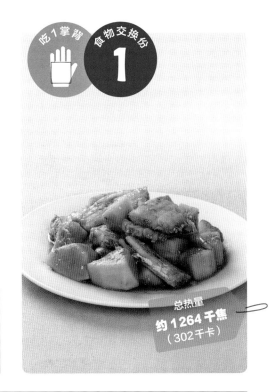

吃1掌背

食物交换份
1

 减盐小窍门

带鱼是海鱼,钠含量比淡水鱼高一些,烹调时可用料酒、醋去除腥味,以减少用盐量。

总热量
约1264千焦
(302千卡)

带鱼炒苦瓜

原料:带鱼200克,苦瓜150克,植物油、盐各1克,姜丝、酱油各适量。

做法: ❶ 带鱼处理干净,切段,用盐腌制30分钟;苦瓜洗净,去瓤切片。❷ 油锅烧热,下姜丝爆香,放入带鱼段翻炒片刻,再放入苦瓜片,出锅前加酱油、盐调味即可。

吃1掌背

食物交换份
1

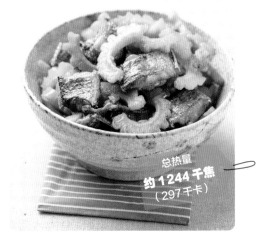

 减脂关键点

带鱼搭配苦瓜一起食用,有辅助调节血糖的作用,还能促进代谢,降脂控压。

总热量
约1244千焦
(297千卡)

虾

补充优质蛋白、钙，增强抵抗力

🔥 **热　　量** 93千卡（对虾）/每100克

▮▮▯▯▯▯▯▯▯▯▯▯

💧 **升糖指数** 40

🔽 **关键营养素** 蛋白质、钙、镁

✖ **推荐吃法** 炒食、炖煮、做汤

👍 **对"三高"患者的益处**

虾属于高蛋白、低胆固醇食材，"三高"患者适量食用，有助于提高抵抗力。

对虾 脂肪含量非常低，是高蛋白、高钙的营养水产品，适合较肥胖的"三高"患者食用，可增强抵抗力。

河虾 维生素E和钙含量在虾类中较高，食用后可辅助补钙，还能预防心脑血管疾病。

吃1掌背　食物交换份　**1**

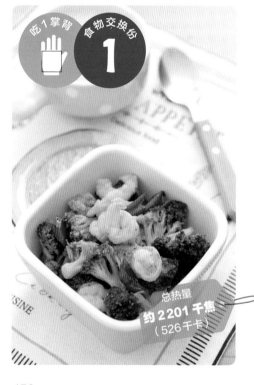

总热量 **约2201千焦**（526千卡）

虾仁西蓝花

原料: 西蓝花300克，对虾虾仁200克，红甜椒30克，植物油、盐各4克，鸡蛋清、姜片、蚝油各适量。

做法: ❶ 对虾虾仁去虾线，洗净，用鸡蛋清调匀；西蓝花洗净，掰小朵，入开水锅焯2分钟；红甜椒洗净，去子切片。❷ 油锅烧热，下姜片爆香，放入西蓝花、红甜椒片翻炒均匀，放入裹好鸡蛋清的对虾虾仁，出锅前加蚝油、盐调味即可。

⬇ **少油小窍门**

提前用开水焯蔬菜，可以有效减少在烹制过程中蔬菜的吸油量，从而降低"三高"患者的油脂摄入。

虾仁豆腐羹

原料: 对虾虾仁、熟豌豆各100克,豆腐500克,植物油、盐各1克,胡萝卜、葱花、姜末、料酒、水淀粉、香油各适量。

做法: ❶ 胡萝卜洗净,去皮切丁;对虾虾仁去虾线,洗净;豆腐切丁。❷ 油锅烧热,下葱花、姜末爆香,放入胡萝卜丁、对虾虾仁翻炒,加料酒、盐调味。❸ 放入熟豌豆和豆腐丁,小心翻动,大火收汤,加水淀粉勾芡,出锅前淋上香油即可。

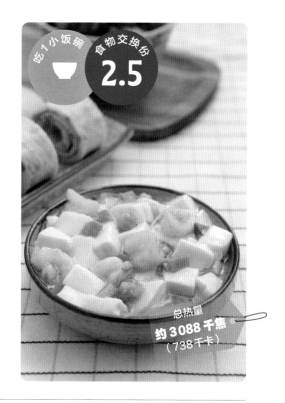

吃1小饭碗

食物交换份 **2.5**

总热量 **约3088千焦** (738千卡)

控糖关键点

虾仁和豆腐蛋白质、钙含量都较高,适合糖尿病患者食用,不仅营养容易被吸收,还能减缓血糖升高。

咖喱鲜虾乌冬面

原料: 乌冬面200克,新鲜对虾40克,番茄250克,即食鱼丸15克,植物油、盐各1克,洋葱、咖喱块、芝士各适量。

做法: ❶ 新鲜对虾洗净,去虾须和虾线;番茄洗净,去皮切丁;洋葱去皮,洗净切丁。❷ 油锅烧热,下洋葱丁爆香,放入番茄丁翻炒至出汤汁,加适量水大火煮开,放入咖喱块、芝士,待溶化再放入对虾、鱼丸、乌冬面中火炖煮4分钟,出锅前加盐调味即可。

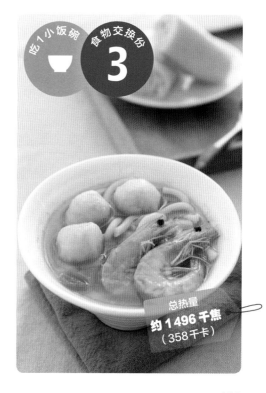

吃1小饭碗

食物交换份 **3**

总热量 **约1496千焦** (358千卡)

减盐小窍门

咖喱是由多种香料调配而成的酱料,融于汤汁中味道浓郁,用它调味后可以少放盐。

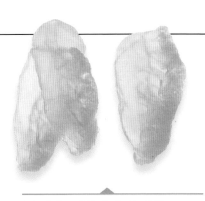

海蜇

扩张血管，降低血压

🔥 **热　　量**　74千卡（海蜇头）/每100克

▍▊▊▊▊▊▊▊▊▊▊▊

▼ **关键营养素**　蛋白质、钾、碘

✖ **推荐吃法**　凉拌、做汤

👍 **对"三高"患者的益处**

海蜇的钾含量较高，可以辅助降压，同时热量比较低，"三高"患者可以每天吃30克左右，一周吃1次或2次。

海蜇头 肉质较厚，是海蜇中的精品。其钾含量是海蜇皮的2倍左右。

海蜇皮 热量、碳水化合物含量低于海蜇头，对血脂和血糖影响都较小。

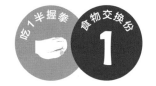

吃1半握拳　食物交换份 **1**

黄瓜凉拌海蜇丝

原料：海蜇头、黄瓜各200克，红甜椒100克，酱油、香油、醋各适量。

做法：❶ 海蜇头浸泡3小时，洗净切丝，用温开水再冲洗下，捞出沥干；黄瓜、红甜椒洗净，去子切丝。❷ 海蜇头丝放入碗中，加酱油、香油、醋拌匀，放入黄瓜丝、红甜椒丝拌匀即可。

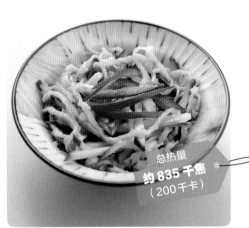

总热量
约835千焦
（200千卡）

⬇ **减盐小妙招**

凉拌菜可以提前做，稍微放置一会儿，这样即使放很少的调味料，吃的时候也能入味了。

萝卜海蜇皮

原料:海蜇皮100克,红心萝卜250克,醋、姜末、香油各适量。

做法: ① 海蜇皮浸泡3小时,洗净切丝,用温开水再冲洗一下,捞出沥干;红心萝卜洗净,去皮切片。② 萝卜片放入碗中,放入海蜇皮,加醋调味。③ 淋上香油,撒上姜末拌匀即可。

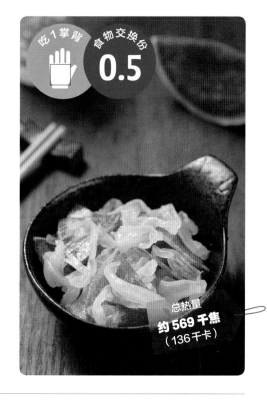

吃1掌背

食物交换份
0.5

总热量
约569千焦
(136千卡)

↓ 降压关键点

红心萝卜含丰富的花青素,和海蜇皮凉拌食用能更好地起到抗氧化、降血压、促消化的作用。

荸荠海蜇汤

原料:海蜇头100克,荸荠200克。

做法: ① 荸荠去皮,洗净切块;海蜇头浸泡3小时,洗净切丝,用温开水再冲洗一下,捞出沥干。② 荸荠块和海蜇头丝放入锅中,加适量水大火煮开,转小火煮至海蜇头熟即可。

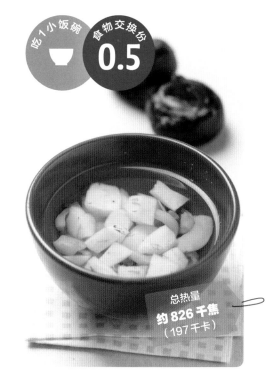

吃1小饭碗

食物交换份
0.5

总热量
约826千焦
(197千卡)

 降压关键点

荸荠富含钾,生吃、熟吃都可以,不仅有润肠通便、消暑利尿的功效,还有助于降血压。

泥鳅

延缓血管"老化"

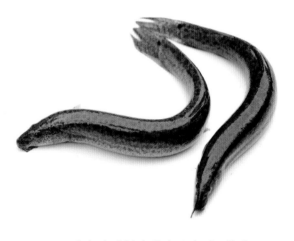

🔥 **热　量**　96千卡/每100克
▕▏▏▏▏▏▏▏▏▏

☑ **关键营养素**　蛋白质、钙
✖ **推荐吃法**　炖煮、做汤

买来的泥鳅应该当天食用，将其洗净之后滴少许油养几个小时，有利于泥鳅吐净腹中的泥沙，使食用时口感更佳。

👍 **对"三高"患者的益处**
泥鳅脂肪含量低且富含优质蛋白、不饱和脂肪酸等，能保护胰岛细胞不受自由基的损伤，提高"三高"患者抵抗力。

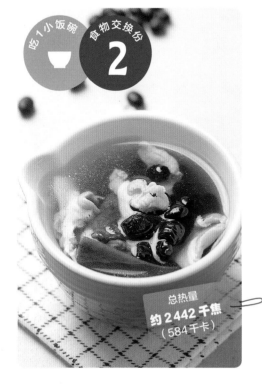

吃1小饭碗　食物交换份 **2**

总热量
约2442千焦
（584千卡）

泥鳅瘦肉汤

原料: 泥鳅250克，猪瘦肉100克，黑豆、海带各50克，盐2克。

做法: ❶ 泥鳅处理干净；猪瘦肉洗净，切丝；黑豆洗净，提前浸泡一晚；海带洗净。❷ 泥鳅、猪瘦肉丝与黑豆放入锅中，加适量水大火煮开，放入海带，转小火煮至食材全熟，出锅前加盐调味即可。

⬇ **降压关键点**
泥鳅和猪瘦肉蛋白质含量较高，脂肪含量较低，和黑豆同煮食用，植物、动物蛋白可以互补。此外，这道汤还有延缓血管"老化"、辅助降压的作用。

泥鳅炖豆腐

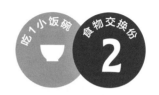

原料: 泥鳅250克, 豆腐200克, 盐2克, 姜片、料酒各适量。

做法: ❶ 泥鳅处理干净; 豆腐洗净,切块。
❷ 泥鳅与姜片放入锅中, 加料酒和适量水大火煮开, 转小火炖煮至泥鳅六成熟时, 放入豆腐块稍煮, 出锅前加盐调味即可。

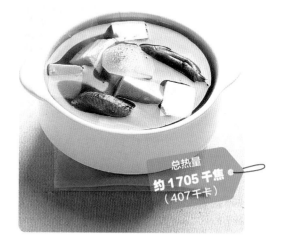

总热量
约1705千焦
(407千卡)

 降压关键点

泥鳅的钙含量属于新鲜的水产品中较高的, 和同样富含钙的豆腐同食, 可以为"三高"患者补充充足的钙。

韭菜泥鳅汤

原料: 泥鳅250克, 韭菜50克, 盐2克, 姜片适量。

做法: ❶ 泥鳅处理干净; 韭菜择洗干净, 切段。❷ 泥鳅、韭菜段、姜片放入锅中, 加适量水大火煮开, 转小火煮至食材全熟, 出锅前加盐调味即可。

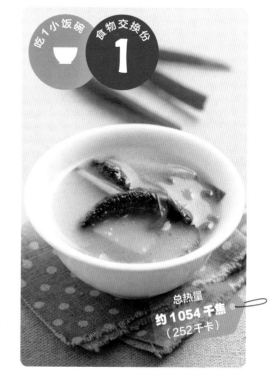

总热量
约1054千焦
(252千卡)

 减脂关键点

韭菜含有丰富的膳食纤维, 食用后可以增进食欲、促进消化、润肠通便, 还有辅助降低血脂的作用。

黄鳝

调脂，调血糖

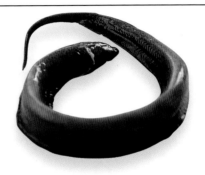

- 🔥 **热　量**　89千卡/每100克 ▮▯▯▯▯▯▯▯▯▯▯▯
- ✖️ **关键营养素**　黄鳝素A、黄鳝素B、DHA、硒
- ✖️ **推荐吃法**　红烧、炖煮

用红烧或爆炒的方式烹调黄鳝会让其更美味，但要注意油和调味品的用量。

黄鳝 有补血、补气、除风湿的功效。所含的蛋白质、锰、硒等营养成分协同作用，可调节人体内的糖代谢。

鳗鱼 富含维生素E，可保护心脑血管，但脂肪和胆固醇含量较高，"三高"患者要少吃。

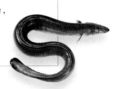

爆黄鳝面

吃1小饭碗

食物交换份 **5**

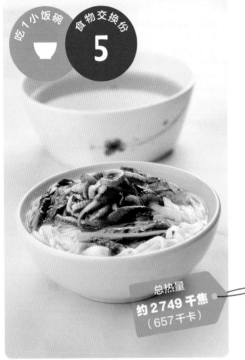

总热量
约 **2749千焦**
（657千卡）

原料: 黄鳝250克，油麦菜50克，粗粮面条150克，盐1克，植物油、葱段、姜片、酱油、料酒各适量。

做法: ❶ 黄鳝处理干净，切丝;油麦菜洗净，切段;面条煮熟，捞出。❷ 油锅烧热，下姜片、葱段爆香，放入黄鳝丝、油麦菜段翻炒。❸ 加酱油、盐、料酒和适量水大火煮开，入味后浇在煮熟的面条上即可。

⬇️ **控糖关键点**

黄鳝的营养成分可以协同参与糖代谢，与粗粮面条做成主食，在增加饱腹感的同时，可以延缓餐后血糖升高。

洋葱炒黄鳝

原料: 黄鳝、洋葱各250克,植物油、盐各4克,酱油适量。

做法: ❶ 黄鳝处理干净,切段;洋葱去皮,洗净切片。❷ 油锅烧热,放入黄鳝段炒至断生,再放入洋葱片、酱油翻炒片刻,出锅前加盐调味即可。

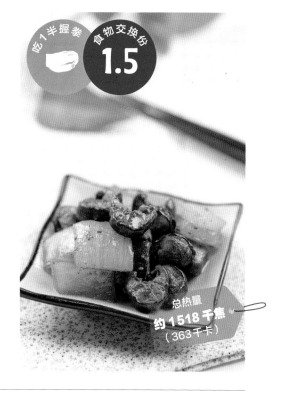

吃1半握拳 食物交换份 **1.5**

总热量
约1518千焦
(363千卡)

控糖关键点

黄鳝热量较低,还富含DHA和卵磷脂,不仅有助于维持血糖稳定,还可预防脂肪肝等并发症。

黄鳝粉丝汤

原料: 黄鳝250克,粉丝100克,盐3克,植物油、白胡椒粉、黄酒各适量。

做法: ❶ 黄鳝处理干净,切段;粉丝用水浸泡变软。❷ 油锅烧热,放入黄鳝段翻炒,加适量开水大火煮开,转小火煮至黄鳝快熟时放入粉丝,加盐、黄酒稍煮,出锅前撒上白胡椒粉即可。

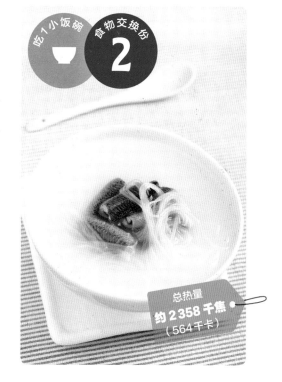

吃1小饭碗 食物交换份 **2**

总热量
约2358千焦
(564千卡)

减脂关键点

粉丝热量较高,"三高"患者食用后,要相应减少主食摄入量。

扇贝

辅助调节血糖

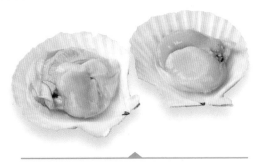

🔥 **热　　量** 60千卡/每100克

▮▯▯▯▯▯▯▯▯▯▯

▼ **关键营养素** 锌、钙、蛋白质

✖ **推荐吃法** 清蒸、煮粥

👍 **对"三高"患者的益处**

含具有降低血清胆固醇作用的营养素,能增强免疫力、降血糖、降血脂、维持血管健康。

扇贝　肉质鲜美,富含优质蛋白,但是嘌呤含量较高,"三高"合并痛风患者要少吃。

干贝　由扇贝的闭壳肌风干后制成,富含蛋白质、矿物质等营养素,常食有清血管之效。

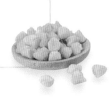

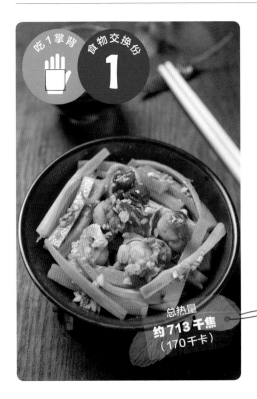

吃1掌背　食物交换份 **1**

总热量
约**713千焦**
（**170千卡**）

捞汁扇贝

原料:扇贝8个(可食部分约250克),植物油2克,胡萝卜、芹菜、料酒、葱花、姜末、蒜蓉、醋、干辣椒、酱油各适量。

做法: ❶ 扇贝洗净,取肉,入开水锅煮熟;胡萝卜、芹菜洗净,切条,入开水锅焯熟;干辣椒洗净,切小段。❷ 料酒、姜末、蒜蓉、醋、酱油倒入碗中,拌匀制成捞汁。❸ 油锅烧热,下葱花爆香,放入扇贝肉翻炒片刻,盛入捞汁碗内,加胡萝卜条、芹菜条拌匀即可。

⬇ **控糖关键点**

扇贝的锌含量在贝类中较高,锌能参与胰岛素的合成与分泌,稳定胰岛素的结构与功能,辅助调节血糖。

扇贝凉面

原料：扇贝8个（可食部分约250克），面条200克，蒜头、酱油、香油、醋各适量。

做法：❶扇贝洗净，取肉；蒜头去皮，洗净切薄片。❷扇贝肉、面条分别入开水锅中煮熟，捞出过冷水，沥干，盛入碗中。❸酱油、香油、醋拌匀，倒在面条上，加蒜片拌匀即可。

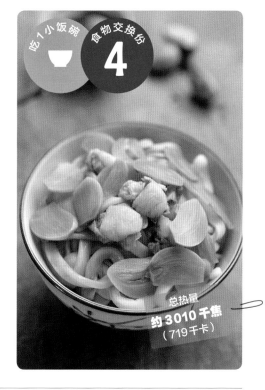

吃1小饭碗

食物交换份
4

总热量
约3010千焦
（719千卡）

 控糖小窍门

精细面粉制作的面条煮熟后升糖指数较高，"三高"患者可以选荞麦面条、玉米面条等粗粮面条。

蒜蓉粉丝蒸扇贝

原料：扇贝8个（可食部分约250克），植物油、盐各2克，粉丝30克，蒜蓉、料酒、葱花、蒸鱼豉油各适量。

做法：❶扇贝洗净，取肉，加料酒腌制；贝壳用刷子刷干净。❷粉丝浸泡后铺在贝壳底部，摆上扇贝肉，摆入盘中。❸油锅烧热，加蒜蓉爆香，盛入碗中，调入盐和蒸鱼豉油拌匀，浇在扇贝肉上。❹扇贝上蒸锅大火蒸5~6分钟，撒上葱花即可。

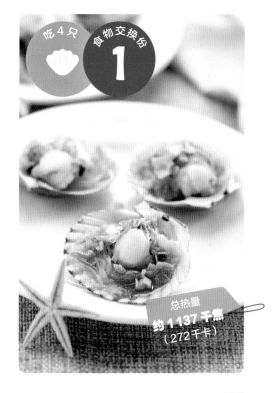

吃4只

食物交换份
1

总热量
约1137千焦
（272千卡）

 减脂小窍门

粉丝热量比米饭和面条高，食用后主食要减少，需要管理体重的"三高"患者可以选用热量较低的魔芋粉丝、绿豆粉丝等。

牡蛎

增强胰岛素敏感性

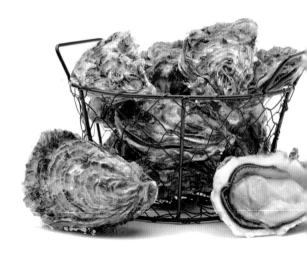

- 🔥 **热　　量** 73千卡/每100克
  ▮▮□□□□□□□□□□
- 🔽 **关键营养素** 锌、硒、钙
- ❎ **推荐吃法** 做汤、烤

👍 对"三高"患者的益处

牡蛎是一种高蛋白、低脂肪的海鲜，不但营养丰富，而且易消化。它含有多种维生素以及钙、锌等，可促进胰岛素的合成与分泌，从而稳定血糖。

闽菜妙招

牡蛎要尽快食用，放冰箱冷藏最多4天，否则新鲜度会大大降低。

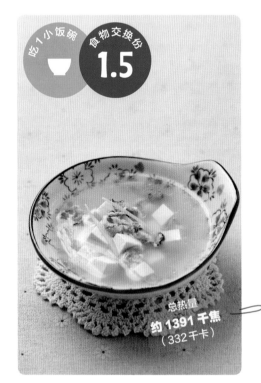

吃1小饭碗

食物交换份 **1.5**

总热量 **约1391千焦**（332千卡）

牡蛎豆腐汤

原料: 牡蛎肉、豆腐各200克，植物油、盐各2克，料酒、葱丝、蒜片、姜片各适量。

做法: ❶ 牡蛎肉洗净；豆腐洗净，切小块。❷ 油锅烧热，下葱丝、姜片、蒜片爆香，放入牡蛎肉翻炒片刻。❸ 加适量水和料酒大火煮开，放入豆腐块，待汤再煮开转小火炖煮片刻，出锅前加盐调味即可。

 控糖关键点

牡蛎锌和硒含量很高，食用后能促进胰岛素的合成与分泌，有助于糖代谢。和豆腐同煮食用，还能补钙和蛋白质，营养更丰富。

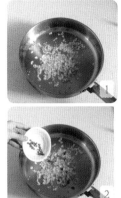

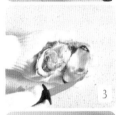

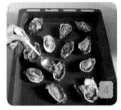

吃3只 食物交换份 **1.5**

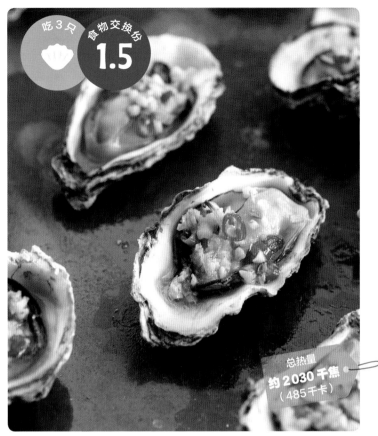

总热量
约2030千焦
（485千卡）

蒜烤牡蛎

原料:牡蛎12个（可食部分约400克），植物油5克，盐2克，蒜头、小米椒、小葱、白胡椒粉各适量。

 减脂关键点

牡蛎不仅味道鲜美，而且营养丰富，它低脂、低胆固醇，富含不饱和脂肪酸，可调节血脂，降低患心血管病的概率。

做法: ① 小葱、小米椒洗净，切碎；蒜头去皮，洗净切成蒜蓉。② 油锅烧热，加蒜蓉爆香，关火，加小葱碎（图1）、盐、白胡椒粉和小米椒碎（图2）拌匀,备用。③ 牡蛎撬开（图3），将肉和壳分离，洗净，保留比较完整的壳，将牡蛎肉放回到壳中。④ 牡蛎摆盘，将拌好的调味汁浇在牡蛎肉上，每只约半小勺（图4）。⑤ 烤箱预热200℃，将烤盘放入烤箱上层烤8~10分钟即可。

蛤蜊

降低体内胆固醇

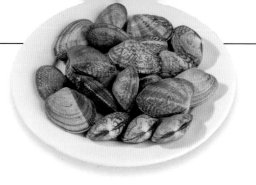

🔥 **热　　量**　62千卡/每100克
▮▯▯▯▯▯▯▯▯▯▯

▽ **关键营养素**　锌、钙、蛋白质

✕ **推荐吃法**　清蒸、做汤

🔺 对"三高"患者的益处

蛤蜊的蛋白质、锌、钙含量较高,脂肪含量低,在补充营养之余,还有降低血压、防止胆固醇沉积的作用。

花蛤 肉质紧实有嚼劲,钾含量在蛤蜊类中属于较高的,有滋阴润燥的功效。

文蛤 肉质较花蛤细嫩,味道也更鲜美,脂肪含量低,有清热利水的功效。

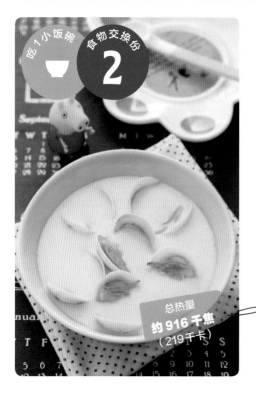

吃1小饭碗 🍚

食物交换份 **2**

总热量
约916千焦
（219千卡）

蛤蜊蒸蛋

原料:鸡蛋2个(约100克),蛤蜊100克,盐、香油各2克。

做法: ❶ 蛤蜊去泥沙,洗净,放入锅中加适量水煮至开口,捞出蛤蜊沥干,蛤蜊汤备用。❷ 鸡蛋打入碗中,加适量蛤蜊汤、盐搅匀,再淋入香油,放入蛤蜊,盖上保鲜膜,上蒸锅蒸10分钟即可。

 减盐小窍门

鸡蛋、蛤蜊加上蛤蜊汤,蒸出来的鸡蛋味道足够鲜美,烹制过程中可以不放或少放盐。

冬瓜蛤蜊汤

原料: 冬瓜、鸡毛菜各250克,蛤蜊肉150克,盐3克。

做法: ❶ 冬瓜去皮去瓤,洗净切片;鸡毛菜洗净,切段;蛤蜊肉洗净。❷ 冬瓜片放入锅中,加适量水大火煮开,放入蛤蜊肉、鸡毛菜段煮至蛤蜊肉熟透,加盐调味即可。

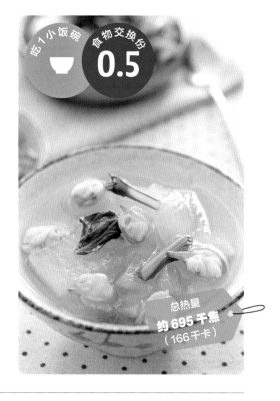

吃1小饭碗 食物交换份 **0.5**

总热量 **约695千焦** (166千卡)

 减脂关键点

这道汤很适合血糖、胆固醇、血脂高的人群食用,不仅可以起到调节人体代谢的作用,还能有效预防动脉粥样硬化。

酒煮蛤蜊

原料: 蛤蜊400克,植物油4克,蒜蓉、葱花、干辣椒、米酒、酱油各适量。

做法: ❶ 蛤蜊去泥沙,洗净。❷ 油锅烧热,下干辣椒和蒜蓉爆香,放入蛤蜊,倒入米酒焖煮。❸ 待蛤蜊开口后放入酱油炒匀,撒入葱花,盛出即可。

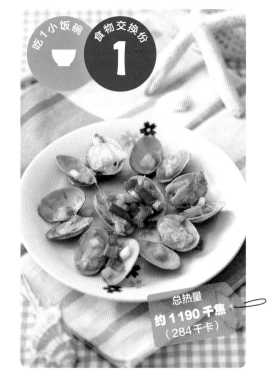

吃1小饭碗 食物交换份 **1**

总热量 **约1190千焦** (284千卡)

 控糖小窍门

米酒发酵时间越久,度数就越高。建议选择度数低的米酒煮蛤蜊,对血糖水平影响小。

鲫鱼

促进胰岛素正常分泌

- 🔥 **热　　量**　108千卡/每100克
  ▓▓▓░░░░░░░░░░
- 🔴 **升糖指数**　40 ●低
- ⬇️ **关键营养素**　蛋白质、钙、硒
- ❎ **推荐吃法**　做汤

👍 **对"三高"患者的益处**

对脾胃虚弱的糖尿病患者来说，鲫鱼可以调节其虚弱的体质，有很好的食疗滋补作用。

鲫鱼 鲫鱼营养价值很高，对高血压并发慢性肾炎患者的水肿有一定的缓解作用。

黑鱼 黑鱼的蛋白质含量高于鸡肉和牛肉，是"三高"患者获取优质蛋白的来源之一。

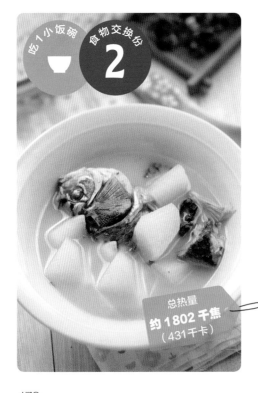

吃1小饭碗　食物交换份 **2**

总热量 **约1802千焦**（431千卡）

鲫鱼萝卜汤

原料：鲫鱼1条（约350克），白萝卜200克，植物油、盐各2克，姜片、葱段各适量。

做法： ❶ 鲫鱼处理干净，鱼身两面划出刀口，用盐腌制片刻；白萝卜洗净，去皮切块。❷ 油锅烧热，下姜片、葱段爆香，放入鲫鱼略煎，加适量水大火煮开，下白萝卜块一同炖成汤，出锅前加盐调味即可。

 控糖关键点

鲫鱼所含蛋白质种类较多而且优质，容易被人体消化吸收，其富含的硒、钙等还能帮助糖尿病患者平衡血糖。

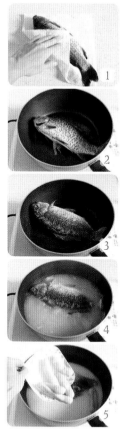

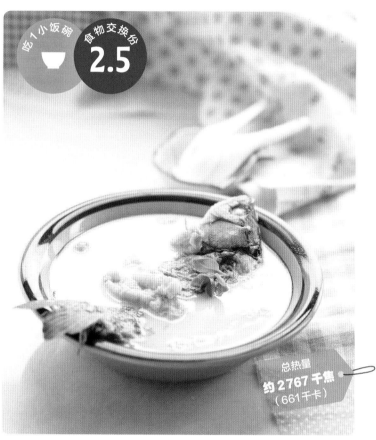

吃1小饭碗
食物交换份
2.5

总热量
约2767千焦
(661千卡)

豆参鲫鱼汤

原料: 鲫鱼1条 (约350克),豆参100克,植物油、盐各4克,姜片、葱各适量。

做法: ❶ 鲫鱼处理干净,用厨房纸巾吸去里外水分 (图1); 葱洗净,切段; 豆参泡发。❷ 油锅烧热,放入鲫鱼略煎 (图2),一面煎至金黄后翻面 (图3),待两面都煎至金黄时,加姜片、葱段略煎。❸ 加适量开水,转大火,使汤保持煮开的状态 (图4),盖上锅盖,煮5~10分钟。❹ 放入豆参 (图5),转中小火炖煮20分钟,加盐再煮2~3分钟即可出锅。

 控糖关键点

豆参由大豆加工而来,味道独特,富含人体必需的多种氨基酸,与鲫鱼煮汤食用,适合给糖尿病患者滋补身体。

鲤鱼

降脂，利水消肿

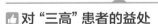

🔥 **热 量** 109千卡/每100克

▦▦▦□□□□□□□□□□□

💧 **升糖指数** 45 ━━━━━ 低

✓ **关键营养素** 蛋白质、钾、磷

✗ **推荐吃法** 炖、做汤

👍 **对"三高"患者的益处**

鲤鱼的钾含量比鲫鱼高，胆固醇含量比鲫鱼低，"三高"患者食用后可较好地预防动脉粥样硬化、冠心病。

鲤鱼 其所含蛋白质被人体消化吸收率较高，还有利水消肿的功效。

草鱼 草鱼含有丰富的不饱和脂肪酸，有助于保护血管。

吃1掌背 | 食物交换份 **1.5**

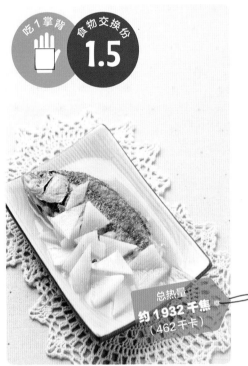

总热量
约1932千焦
（462千卡）

山药炖鲤鱼

原料：鲤鱼1条（约300克），山药200克，植物油、盐各2克，料酒、姜片、葱花各适量。

做法：❶ 山药去皮，洗净切片；鲤鱼处理干净。❷ 油锅烧热，放入鲤鱼略煎，加适量水大火煮开，放入山药片、料酒、姜片、葱花，再次煮开后转小火炖煮至山药烂熟，出锅前加盐调味即可。

 减脂关键点

鲤鱼含有的优质蛋白，人体消化吸收率可达90%以上，而且富含不饱和脂肪酸，食用后可降低人体内胆固醇含量。

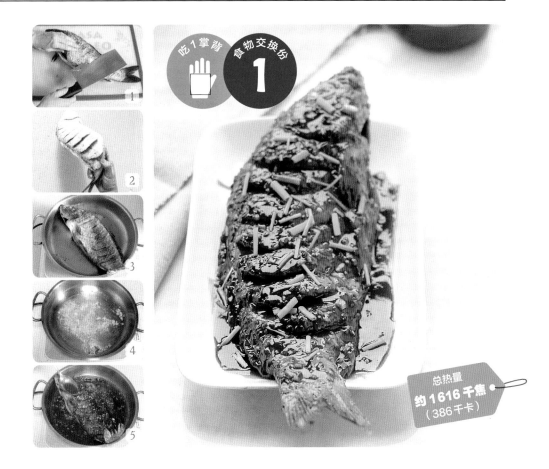

吃1掌背 食物交换份
1

总热量
约1616千焦
（386千卡）

糖醋鲤鱼

原料：鲤鱼1条（约300克），盐、白糖各1克，植物油6克，葱花、葱段、姜末、蒜蓉、醋、泰式甜辣酱、料酒、干淀粉各适量。

做法： ① 鲤鱼处理干净，沥干后用厨房纸吸干表面水分。在鱼身上斜切花刀（图1），注意不要切断。② 鱼身上均匀裹上干淀粉，提起抖掉多余的淀粉（图2）。③ 油锅烧至五成热时转中小火，放入鲤鱼，一面炸硬后翻面，至两面金黄（图3），盛出沥油，备用。④ 锅留底油，加葱花、姜末、蒜蓉爆香（图4），加泰式甜辣酱、白糖翻炒均匀，加250毫升开水大火煮开，加盐、料酒、醋搅匀。⑤ 放入炸好的鱼，一边煮一边用勺将汤汁浇在鱼身上（图5），待汤汁收浓，盛出撒上葱段即可。

 降压关键点

糖醋鲤鱼是一道很开胃的菜，但烹制过程中用到的调味品较多，口味也较重，应尽量少放盐和各种酱料。

鲈鱼

降低体内胆固醇含量

🔥 **热　　量**　105千卡/每100克
▮▮▯▯▯▯▯▯▯▯▯

⬇ **关键营养素**　氨基酸、钾、磷、钙

✖ **推荐吃法**　清蒸

👍 **对"三高"患者的益处**

食用鲈鱼不仅能维护大脑神经系统健康，帮助"三高"患者强健大脑，还能为人体补充多种营养，辅助预防动脉粥样硬化，增强抵抗力。

海鲈鱼 体型较大，肉质相对较柴，腥味较重。

河鲈鱼 肉质紧实有弹性，味道鲜美，适合清蒸食用。

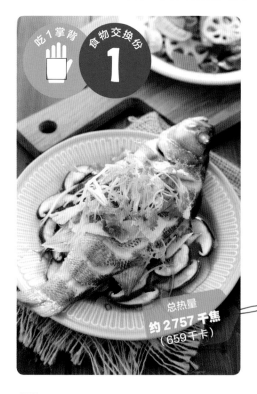

吃1掌背　食物交换份 **1**

总热量
约2757千焦
（659千卡）

清蒸鲈鱼

原料：鲈鱼1条（约500克），香菇50克，火腿40克，竹笋片30克，盐1克，香菜碎、料酒、酱油、姜丝、葱丝各适量。

做法： ❶ 鲈鱼处理干净，放入蒸盘中；香菇洗净，去蒂切片，摆在鱼身内及周围处。 ❷ 火腿切片，与竹笋片一同铺在鱼身上；将姜丝、葱丝均匀放在鱼身上，加盐、酱油、料酒。 ❸ 鲈鱼上蒸锅大火蒸8~10分钟，撒上香菜碎即可。

⬇ **减脂关键点**

清蒸鲈鱼鲜香清淡，搭配香菇、竹笋，营养丰富、热量低，特别适合高脂血症患者补充蛋白质。

第七章

水果类，
身体允许适当吃

　　有些"三高"患者会"谈水果色变"，认为水果含糖量很高，拒绝吃水果。其实不少水果含糖量很低，不会对身体造成负担，而且适量食用还对身体有益。例如，草莓中的镁、铁等对动脉粥样硬化、高血压等病症具有良好的防治功效；猕猴桃中的维生素C有抗氧化作用，有助于维持机体代谢和血管弹性，增强抗病能力等。因此，在保证不过量的情况下，"三高"患者可以放心地吃一些对病情控制有益的低糖水果。

推荐每天吃200~350克水果

在鲜果供应不足时，可以选择含糖量低的干果制品和混合果蔬汁。水果可按照单手捧、双手捧为单位来测量。糖尿病患者需注意，空腹血糖在7.0毫摩/升以下、餐后2小时血糖在10毫摩/升（180毫克/分升）以下、糖化血红蛋白在7.0%以下，且病情稳定、不常出现低血糖的糖尿病患者可以在两餐之间适当吃水果。最好直接吃水果，且以低糖水果为佳，每天的量不宜超过200克，同时要减少主食的摄入量。

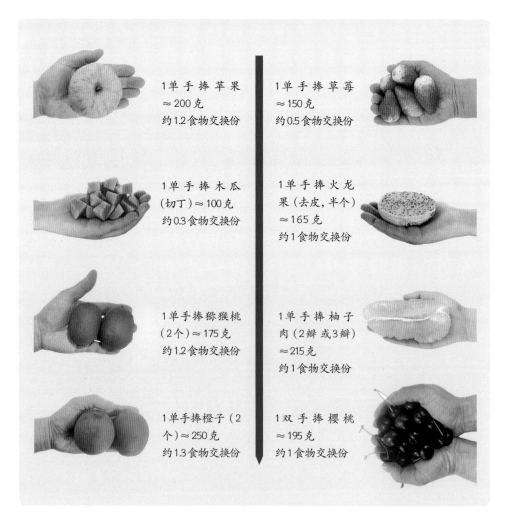

1单手捧苹果
≈200克
约1.2食物交换份

1单手捧草莓
≈150克
约0.5食物交换份

1单手捧木瓜
（切丁）≈100克
约0.3食物交换份

1单手捧火龙果（去皮，半个）
≈165克
约1食物交换份

1单手捧猕猴桃
（2个）≈175克
约1.2食物交换份

1单手捧柚子肉（2瓣或3瓣）
≈215克
约1食物交换份

1单手捧橙子（2个）≈250克
约1.3食物交换份

1双手捧樱桃
≈195克
约1食物交换份

水果手测量法图示

有些水果尽量带皮吃

其实，很多水果的表皮不仅富含维生素C、膳食纤维，还含有抗氧化的花青素和多酚类物质，有益成分的含量甚至比果肉还多。因此，有些水果"三高"患者应尽量带皮吃，如苹果、圣女果、金橘、水果黄瓜等，这些水果皮薄、容易消化。也可以把一些水果的表皮剥下来晒干泡水喝，如橘皮、柚子皮等，还可以将果皮与果肉一起榨汁饮用，或是做成菜食用。

榨汁后别过滤，直接饮用

只喝过滤后的果汁会减少人体对膳食纤维的摄取。以果胶为代表的水溶性膳食纤维有预防糖尿病、心脑血管疾病的功效，而不溶性膳食纤维则有助于促进胃肠道健康。因此，为了更好地吸收水果中的营养成分，"三高"患者榨汁后不要过滤，可直接喝掉带果肉渣的果汁。

优选新鲜应季水果

吃水果时还有一个原则——优选新鲜应季水果。新鲜应季水果颜色鲜亮、营养丰富、味道清新。放置时间过长，水果不但会丢失水分和营养成分，口感也会变差。所以水果一次不要买太多，一次买两三天的食用量是比较合适的。现在反季节水果越来越多，"三高"患者参考下表来选用应季水果，可以获得丰富的口感和营养。

适合"三高"患者食用的应季水果	
月份	代表水果
1~2月	芦柑、圣女果等
3~4月	草莓、菠萝等
5~6月	桑葚、樱桃、枇杷、杨梅、杏等
7~8月	桃子、李子、芒果等
9~10月	石榴、猕猴桃、梨、橙子等
11~12月	苹果、柚子、车厘子（欧洲甜樱桃）、橘子等

注：根据地域不同，水果成熟时间会有所差异。

草莓

防止动脉粥样硬化

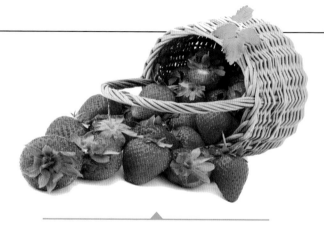

🔥 **热 量** 32千卡/100克

▮▯▯▯▯▯▯▯▯▯▯▯

💧 **升糖指数** 49（草莓酱）

低

📉 **关键营养素** 维生素C、镁、铁
✖ **推荐吃法** 配菜、做沙拉、榨汁

👍 **对"三高"患者的益处**
因为热量和升糖指数都低，所以草莓是"三高"患者的理想水果之一。此外，建议吃应季的新鲜草莓。

草莓 草莓含有丰富的钾、磷、胡萝卜素等，可以有效降低血液中低密度脂蛋白的含量，有利于抑制动脉粥样硬化，辅助降血压。

树莓 树莓含有多种维生素及膳食纤维，可降低血液中的胆固醇含量，能预防血管硬化。

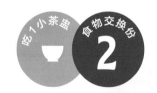

吃1小茶盅　食物交换份 **2**

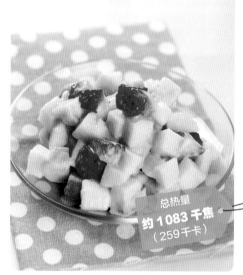

总热量
约1083千焦
（259千卡）

水果拌酸奶

原料：无糖酸奶220克，苹果、香蕉、草莓各50克。

做法： ❶ 苹果洗净，去核切丁；草莓洗净，去蒂切丁；香蕉剥皮，切丁。❷ 所有水果放入碗中，倒入无糖酸奶拌匀即可。

⬇ **减脂小窍门**
较肥胖的"三高"患者可选用无糖酸奶，其热量较低，有利于控制体重。

苹果草莓奶昔

原料:苹果、草莓、无糖酸奶各200克。

做法: ❶ 苹果洗净,去核切块; 草莓洗净,去蒂。❷ 无糖酸奶、苹果块、草莓放入榨汁机中,搅打成奶昔即可。

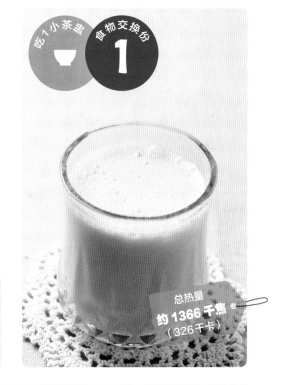

 降压关键点

草莓中的胡萝卜素可以在体内转化成维生素A,对动脉粥样硬化、高血压、冠心病等具有良好的防治作用。

总热量
约1366千焦
（326千卡）

草莓山楂黄瓜汁

原料:草莓300克,山楂100克,黄瓜200克。

做法: ❶ 草莓洗净, 去蒂; 山楂洗净, 去核对半切开; 黄瓜洗净, 切块。❷ 草莓、山楂、黄瓜块放入榨汁机中, 加200毫升水搅打成汁即可。

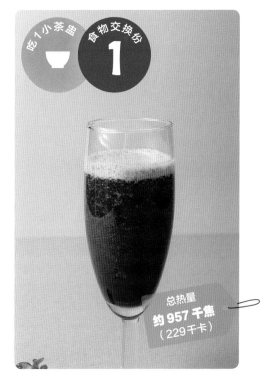

 减脂关键点

山楂含大量维生素C、黄酮类物质,可降低血清胆固醇浓度,有助于血管健康。和草莓一起榨汁,香气浓郁,饮用后可降脂控糖。

总热量
约957千焦
（229千卡）

猕猴桃

调节糖代谢

🔥 **热　量**　61千卡/每100克

💧 **升糖指数**　52　低

〰 **关键营养素**　维生素C、维生素E

✂ **推荐吃法**　榨汁、做奶昔

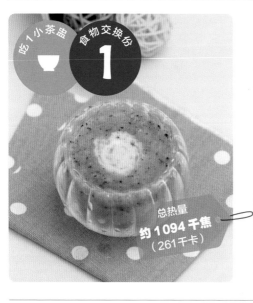

吃1小茶盅

食物交换份 **1**

总热量 **约1094千焦**（261千卡）

猕猴桃奶昔

原料: 猕猴桃150克,无糖酸奶220克。

做法: ❶ 猕猴桃去皮,切片。❷ 猕猴桃片加无糖酸奶放入榨汁机,搅打均匀即可。

⬇ 减脂关键点

猕猴桃中的肌醇可辅助降低血脂,调节人体内胆固醇的代谢,搭配无糖酸奶做成奶昔,热量和升糖指数较低。

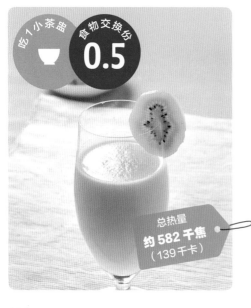

吃1小茶盅

食物交换份 **0.5**

总热量 **约582千焦**（139千卡）

番茄猕猴桃苹果汁

原料: 猕猴桃、苹果各100克,番茄150克。

做法: ❶ 猕猴桃去皮,切片;苹果洗净,去核切块;番茄洗净,去皮切块。❷ 猕猴桃片、苹果块、番茄块放入榨汁机中,加100毫升水搅打成汁即可。

⬇ 降压关键点

猕猴桃中的维生素C有抗氧化能力,有助于维持机体代谢和血管弹性,增强抗病能力。

梨

降火、清心、润肺

🔥 **热　量** 51千卡/每100克
▮▯▯▯▯▯▯▯▯▯

🩸 **升糖指数** 36 ━━━ 低

关键营养素 维生素、矿物质、膳食纤维

推荐吃法 榨汁

白萝卜梨汁

原料:白萝卜180克,梨200克。

做法: ❶白萝卜洗净,去皮切丁;梨洗净,去核切丁。❷白萝卜丁、梨丁放入榨汁机中,加200毫升水搅打成汁即可。

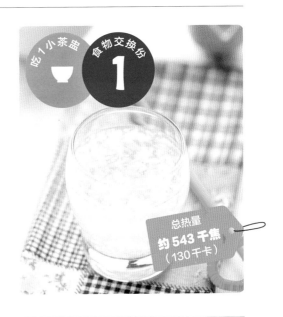

吃1小茶盅　食物交换份 **1**

总热量
约543千焦
(130千卡)

控糖小窍门

可以根据个人口味和血糖水平改变食材的比例。如需控制糖分摄入,梨就少放一点。

四汁饮

原料:梨、荸荠各80克,莲藕120克,麦冬适量。

做法: ❶麦冬加适量水煎汁,去渣取汁,备用;梨洗净,去核切块;荸荠去皮,洗净切块;莲藕去皮,洗净切块。❷所有食材与麦冬汁放入榨汁机中,搅打成汁即可。

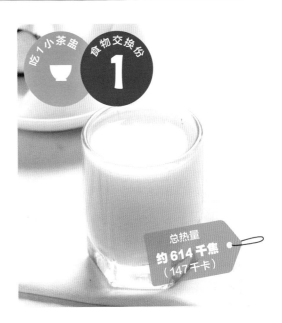

吃1小茶盅　食物交换份 **1**

总热量
约614千焦
(147千卡)

降压关键点

四汁饮有利尿滋肾、除热润燥的功效,能辅助降血压。

橙子

促进胰岛素分泌

🔥 **热　量**　48千卡/每100克
▮▯▯▯▯▯▯▯▯▯▯

🩸 **升糖指数**　45 ●————低

☑ **关键营养素**　维生素C

❌ **推荐吃法**　榨汁

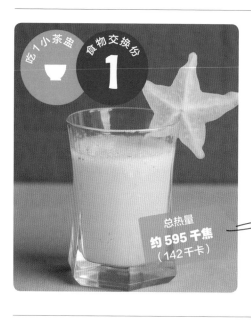

吃1小茶盅

食物交换份 **1**

总热量
约595千焦
（142千卡）

杨桃橙汁

原料: 杨桃300克,橙子100克。

做法: ❶ 杨桃洗净,切小块; 橙子取果肉,切小块。❷ 杨桃块与橙子块放入榨汁机中,搅打成汁即可。

⬇ **降压关键点**

杨桃水分多、热量低,还含有一定量的钾,能维持体内酸碱平衡,在摄入高钠饮食而导致血压升高时,钾具有降压作用。

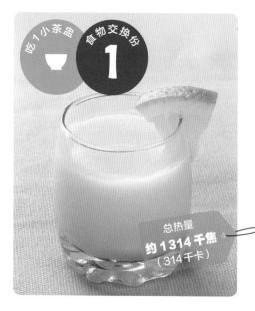

吃1小茶盅

食物交换份 **1**

总热量
约1314千焦
（314千卡）

橙子酸奶

原料: 橙子300克, 无糖酸奶220克。

做法: ❶ 橙子取果肉,切小块。❷ 橙子果肉加无糖酸奶放入榨汁机中, 搅打均匀即可。

⬇ **控糖关键点**

橙子中含有丰富的维生素C,能够促进糖尿病患者胰岛素的分泌,同时还能提高细胞对胰岛素的利用率。

苹果

有效保护血管

热　　量　53千卡/每100克
升糖指数　36
关键营养素　钾、果胶
推荐吃法　榨汁、做汤

胡萝卜青苹果汁

原料: 青苹果、胡萝卜各200克。

做法: ❶青苹果洗净,去核切块;胡萝卜洗净,去皮切丁。❷苹果块、胡萝卜丁放入榨汁机中,加200毫升水搅打成汁即可。

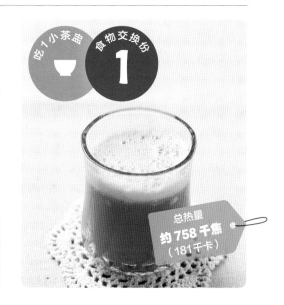

吃1小茶盅　食物交换份 **1**

总热量
约758千焦
(181千卡)

降压关键点

苹果中含有的钾能有效保护血管,降低脑卒中的发生率,辅助降血压。

莲藕苹果汁

原料: 苹果、莲藕各200克。

做法: ❶莲藕洗净,去皮切片;苹果洗净,去核切块。❷莲藕片与苹果块放入榨汁机中,加适量水搅打成汁,不要过滤,直接饮用。

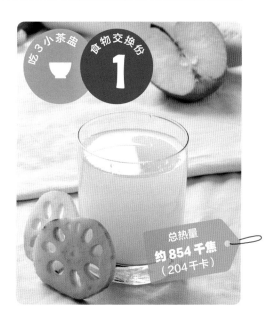

吃3小茶盅　食物交换份 **1**

总热量
约854千焦
(204千卡)

减脂关键点

苹果所含的果胶属于可溶性膳食纤维,和高膳食纤维的莲藕榨汁饮用,有通便、预防血脂升高的作用。

李子

控糖保肝

🔥 **热　　量**　38千卡/每100克

▮▯▯▯▯▯▯▯▯▯▯

💧 **升糖指数**　24　━━ 低

🔽 **关键营养素**　维生素B$_1$、钾、维生素C

❌ **推荐吃法**　榨汁、做奶昔

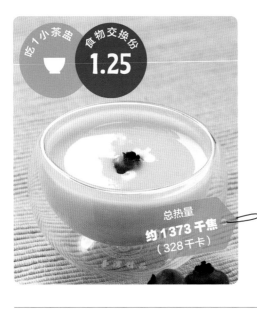

吃1小茶盅

食物交换份
1.25

总热量
约1373千焦
（328千卡）

蓝莓李子奶昔

原料：无糖酸奶275克，李子250克，蓝莓40克。

做法： ❶ 李子洗净，去核切小块。❷ 李子块和无糖酸奶放入榨汁机中，搅打成奶昔。❸ 榨好的李子酸奶倒入碗中，放入蓝莓即可。

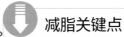
减脂关键点

李子含膳食纤维、胡萝卜素和多种氨基酸，有益于养护肝脏，预防"三高"并发症。

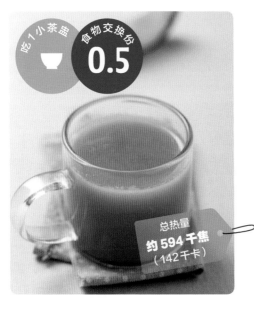

吃1小茶盅

食物交换份
0.5

总热量
约594千焦
（142千卡）

卷心菜李子汁

原料：卷心菜、李子各200克，柠檬50克。

做法： ❶ 卷心菜洗净，撕小片；李子洗净，去核切小块；柠檬洗净，切块。❷ 卷心菜片、李子块、柠檬块放入榨汁机中，加200毫升水搅打成汁即可。

控糖关键点

李子和卷心菜热量都很低，两者榨汁适合糖尿病患者饮用。同时，李子还能促进胃消化酶的分泌，延缓餐后血糖上升。

柚子

减轻胰岛细胞的负担

- 🔥 **热　量**　42千卡/每100克
- 💧 **升糖指数**　25　低
- ✅ **关键营养素**　铬、钾
- ❌ **推荐吃法**　榨汁

番茄柚子汁

原料:番茄200克,柚子肉300克。

做法: ❶ 番茄洗净, 去皮切块; 柚子肉切块。❷ 番茄块和柚子肉块放入榨汁机中, 加200毫升水搅打成汁即可。

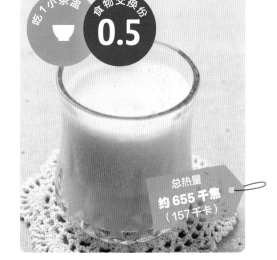

吃1小茶盅

食物交换份 **0.5**

总热量
约655千焦
（157千卡）

 控糖关键点

柚子和番茄口味酸甜, 而且低热量、低糖分, 能减轻胰岛细胞负担, 是糖尿病患者选择果蔬汁食材的理想搭配。

芒果柚子汁

原料:芒果100克,柚子肉300克。

做法: ❶ 芒果取肉, 切块; 柚子肉切块。❷ 芒果块和柚子块放入榨汁机中, 加200毫升水搅打成汁即可。

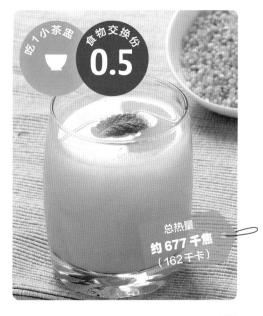

吃1小茶盅

食物交换份 **0.5**

总热量
约677千焦
（162千卡）

控糖关键点

芒果虽然口味很甜, 但属于低糖水果, 和同样低糖的柚子榨汁, 适合血糖控制稳定的糖尿病患者饮用。

柠檬

促进糖代谢

 热　　量　37千卡/每100克

关键营养素　维生素C、钾

推荐吃法　榨汁

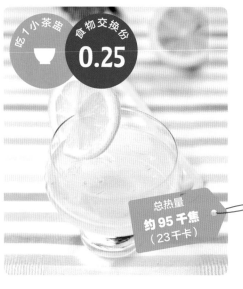

吃1小茶盅

食物交换份 **0.25**

总热量 **约95千焦** （23千卡）

芦荟柠檬汁

原料:芦荟300克,柠檬30克。

做法: ❶ 芦荟洗净,去皮切小段; 柠檬洗净,切块。❷ 芦荟段、柠檬块放入榨汁机中,加300毫升水搅打成汁即可。

控糖关键点

芦荟富含镁和膳食纤维,能促进胰岛素分泌,搭配柠檬榨汁,可使血糖水平趋于平稳。

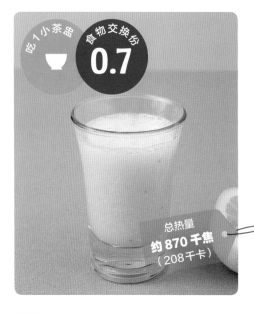

吃1小茶盅

食物交换份 **0.7**

总热量 **约870千焦** （208千卡）

金橘柠檬汁

原料:金橘350克,柠檬15克。

做法: ❶ 金橘洗净,对半切开; 柠檬洗净,切块。❷ 金橘块和柠檬块放入榨汁机中,加150毫升水搅打成汁即可。

减脂关键点

柠檬热量低,还可减少肝脏、肾脏、血液中脂肪的积累,和金橘榨汁适合肥胖者和糖尿病患者饮用。

樱桃

明目，抗氧化

🔥 **热　　量**　46千卡/每100克

💧 **升糖指数**　22　低

✅ **关键营养素**　维生素E、胡萝卜素

❌ **推荐吃法**　榨汁、做甜品

双桃黄瓜汁

原料: 桃子、樱桃各200克，黄瓜100克。

做法: ❶ 樱桃洗净，去核；蜜桃洗净，去皮切块；黄瓜洗净，切块。❷ 樱桃、黄瓜块和蜜桃块放入榨汁机中，加200毫升水搅打成汁即可。

 控糖关键点

在众多水果中，桃子属于含糖量较低的，血糖控制良好、病情稳定的糖尿病患者可以适当吃。

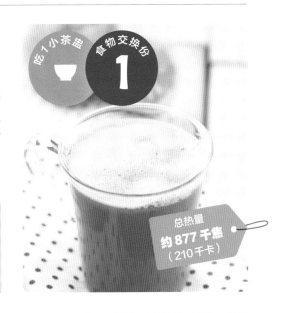

吃1小茶盅　食物交换份 **1**

总热量
约**877千焦**
（210千卡）

樱桃西米露

原料: 樱桃80克，西米150克。

做法: ❶ 樱桃洗净，去核切丁；西米洗净。❷ 西米与樱桃丁放入锅中，加适量水熬煮至西米熟透即可。

 降压关键点

樱桃含有丰富的维生素E，能帮助清除体内的自由基，预防心血管疾病；所含的胡萝卜素还能预防糖尿病并发眼部病变。

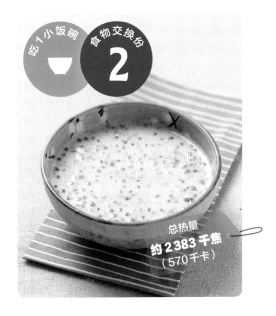

吃1小饭碗　食物交换份 **2**

总热量
约**2383千焦**
（570千卡）

火龙果

降低胆固醇

🔥 **热　量**　55千卡/每100克
▮□□□□□□□□□□

✔ **关键营养素**　花青素、膳食纤维

✖ **推荐吃法**　榨汁

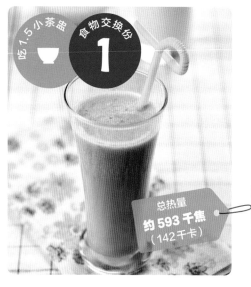

吃1.5小茶盅

食物交换份 **1**

总热量
约593千焦
（142千卡）

牛奶火龙果饮

原料: 红心火龙果、白萝卜各100克,脱脂牛奶200克。

做法: ❶ 红心火龙果取果肉, 切块; 白萝卜洗净, 去皮切块。❷ 火龙果块与白萝卜块放入榨汁机中,加100毫升水搅打成汁,再与牛奶拌匀即可。

⬇ 减脂关键点

红心火龙果富含花青素,能够降低人体血液中的低密度脂蛋白,提高高密度蛋白,从而有效预防动脉粥样硬化。

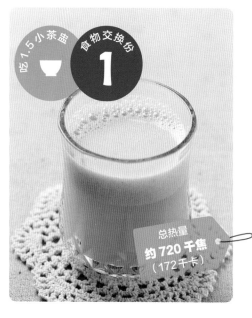

吃1.5小茶盅

食物交换份 **1**

总热量
约720千焦
（172千卡）

火龙果胡萝卜汁

原料: 火龙果100克,胡萝卜300克。

做法: ❶ 火龙果取果肉, 切块; 胡萝卜洗净, 去皮切丁。❷ 所有食材放入榨汁机中,加300毫升水搅打成汁即可。

⬇ 减脂关键点

火龙果和胡萝卜搭配,清甜可口,富含膳食纤维,能帮助"三高"患者改善口干烦渴、便秘等症状,可辅助降低胆固醇。

木瓜

辅助降血脂

🔥 热　量　29千卡/每100克

▌█▌██████████

⌄ 关键营养素　维生素C、镁、钾

✕ 推荐吃法　榨汁

菠萝木瓜芹菜汁

原料: 木瓜、菠萝、芹菜各100克。

做法: ❶ 木瓜取果肉, 切块; 菠萝洗净, 取果肉切块, 放盐水中浸泡片刻; 芹菜洗净, 切段。❷ 木瓜块、芹菜段和菠萝块放入榨汁机中, 加150毫升水搅打成汁即可。

减脂关键点

菠萝木瓜芹菜汁低热量、低脂肪、高膳食纤维, 适合糖尿病合并血脂异常及动脉粥样硬化的患者饮用。

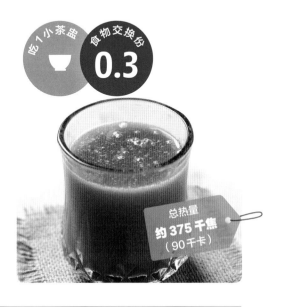

吃1小茶盅

食物交换份 **0.3**

总热量
约375千焦
(90千卡)

牛奶番石榴木瓜汁

原料: 木瓜100克, 番石榴、牛奶各150克。

做法: ❶ 木瓜取果肉, 切块; 番石榴洗净, 切块。❷ 木瓜块、番石榴块放入榨汁机中, 倒入牛奶搅打均匀即可。

减脂关键点

木瓜属于高镁、高钾、低钠水果, 同时富含维生素C, 可以提高免疫力, 辅助降压、减脂。

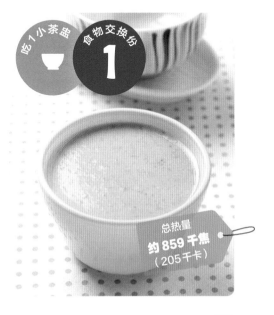

吃1小茶盅

食物交换份 **1**

总热量
约859千焦
(205千卡)

附录
每日食物交换份需求速查表

"三高"患者每日食物交换份需求速查表

体力类型	身高/厘米	肥胖体型		超重体型		正常体型		体重不足		消瘦体型		体力活动举例
		体重/千克	食物份	体重/千克	食物份	体重/千克	食物份	体重/千克	食物份	体重/千克	食物份	
轻体力患者	150	56	17	52	17	45	20	38	24	33	24	以坐着或少量走动为主的工作，如讲师、售货员、办公人员、实验员等
	155	64	17	59	18	50	22	43	25	38	25	
	160	69	18	64	20	55	24	46	28	41	28	
	165	76	20	69	21	60	27	51	31	44	31	
	170	81	21	76	22	65	29	54	32	49	32	
	175	88	22	81	24	70	31	59	32	52	32	
	180	95	24	86	27	75	32	64	32	55	32	
	185	100	25	93	28	80	32	67	32	60	32	
中体力患者	150	56	20	52	20	45	24	38	27	33	27	以频繁轻度活动为主的工作，如学生、驾驶员、修理工、电工、清洁工等
	155	64	22	59	22	50	25	43	29	38	29	
	160	69	24	64	24	55	28	46	32	41	32	
	165	76	27	69	27	60	31	51	32	44	32	
	170	81	29	76	29	65	32	54	32	49	32	
	175	88	30	81	31	70	32	59	32	52	32	
	180	95	31	86	32	75	32	64	32	55	32	
	185	100	32	93	32	80	32	67	32	60	32	

　　根据身高、体重和体力活动类型，查上表获得"三高"人群每天需要摄入的食物交换份数。需要注意的是，不管是高血压、糖尿病还是高脂血症患者，用上述方法获得的食物交换份数，都不是一成不变的，应该根据自身的饱腹感、疾病控制情况和健康状况做2~5份的加减。

等值食物交换表

（1个交换单位）

等值蔬菜类交换表（1个交换单位）

食品	克数	食品	克数
各类叶菜	500	苦瓜、丝瓜、南瓜	400
洋葱、蒜苗、秋葵	225	胡萝卜、紫苋菜	250
平菇、香菇	400	毛豆、鲜豌豆、豇豆	75
白萝卜、甜椒、竹笋	400	芋头、莲藕	125

等值蛋白质类交换表（1个交换单位）

食品	克数	食品	克数
猪瘦肉、鸡胸肉	65	对虾、河虾、基围虾	100
鸭胸肉	100	扇贝、蛤蜊	150
牛瘦肉	125	水发海参	350
黄鳝、泥鳅、黄鱼	100	牡蛎	125
黄豆、青豆、黑豆	25	南豆腐	150
芸豆（带皮）、绿豆、红豆	35	北豆腐	100
无糖酸奶	120	豆浆	565
脱脂牛奶	275		

等值油脂、坚果类交换表（1个交换单位）

食品	克数	食品	克数
各种植物油	10	核桃（干）、杏仁、花生仁	15
栗子（干）、白果（干）	25	腰果、芝麻	15

等值谷薯类交换表（1个交换单位）

食品	克数	食品	克数
各类米、面粉及各种挂面	25	粳米粥、小米粥	200
馒头	40	莜麦面	25
油炸面点	25	鲜玉米棒	125

等值水果类交换表（1个交换单位）

食品	克数	食品	克数
西瓜	350	李子、杏、柠檬	200
杨梅、杨桃、木瓜、草莓	350	橘子、橙子、柚子	200
梨、桃子、苹果	200	樱桃、火龙果、菠萝	200

图书在版编目（CIP）数据

控糖降压减脂食谱 / 左小霞，方跃伟主编.—南京：江苏凤凰科学技术出版社，2023.01（2025.05重印）

ISBN 978-7-5713-3197-9

I.①控… Ⅱ.①左… ②方… Ⅲ.①高血糖病-食物疗法-食谱②高血压-食物疗法-食谱③高血脂病-食物疗法-食谱 Ⅳ.①R247.1②TS972.161

中国版本图书馆CIP数据核字（2022）第161741号

中国健康生活图书实力品牌
版权归属凤凰汉竹，侵权必究

控糖降压减脂食谱

主　　　编	左小霞　　方跃伟
责 任 编 辑	刘玉锋　　赵　呈
特 邀 编 辑	陈　岑
责 任 校 对	仲　敏
责 任 设 计	蒋佳佳
责 任 监 制	刘文洋

出 版 发 行	江苏凤凰科学技术出版社
出版社地址	南京市湖南路1号A楼，邮编：210009
出版社网址	http://www.pspress.cn
印　　　刷	江苏凤凰新华印务集团有限公司

开　　　本	720 mm×1000 mm　1/16
印　　　张	13
字　　　数	250 000
版　　　次	2023年1月第1版
印　　　次	2025年5月第8次印刷

标 准 书 号	ISBN 978-7-5713-3197-9
定　　　价	42.00元

图书如有印装质量问题，可向我社印务部调换。